Die phasengerechte Wundbehandlung des Dekubitalulcus

D1640513

Herausgegeben von der
PAUL HARTMANN AG
D-89522 Heidenheim
www.hartmann-online.com

Konzeption, Gestaltung,
redaktionelle Bearbeitung
und Herstellung:
CMC Medical Information
D-89522 Heidenheim

Fachliche Beratung:
Friedhelm Lang,
Abteilungsleitung Chirurgie,
Kreiskrankenhaus Leonberg

2. überarbeitete Auflage, April 2001

ISBN 3-929870-32-0
(ISBN 3-929870-00-2 Erstausgabe)

gedruckt auf chlorfrei gebleichtem Papier

Inhaltsübersicht

Dekubitusentstehung und Dekubituslokalisationen

Ein Dekubitus ist definiert als Schädigung der Haut durch anhaltende lokale Druckeinwirkung. Seine Entstehung lässt sich schematisiert folgendermaßen skizzieren:

Beim Sitzen oder Liegen übt der menschliche Körper Druck auf die Auflagefläche aus, die ihrerseits auf das aufliegende Hautareal einen Gegendruck erzeugt. Die Höhe des Gegendruckes ergibt sich individuell aus der Härte der Auflagefläche, wird aber normalerweise über dem physiologischen Kapillardruck von ca. 25-35 mm Hg arteriell liegen. Kurzfristig kann die Haut selbst höhere Druckeinwirkungen tolerieren. Hält der Druck jedoch an, kommt es durch die Komprimierung der Blut führenden Kapillaren im betroffenen Hautgebiet zu Minderdurchblutung und Sauerstoffmangel (Hypoxie). Auf diese beginnende Schädigung reagiert der Körper in Form eines warnenden Druckschmerzes, der bei einem gesunden, zur Bewegung fähigen Menschen der Auslöser ist, durch eine Lageveränderung die komprimierten Hautareale zu entlasten. Dabei genügen bereits geringe Bewegungen, um die Dauer der Druckeinwirkung zu unterbrechen und die gestörte Durchblutung wieder in Gang zu bringen. Dieser Druckschmerz-Mechanismus funktioniert auch unwillkürlich im Schlaf, sodass ein zur Bewegung fähiger Mensch keinen Dekubitus entwickelt.

Ist ein Mensch jedoch nicht in der Lage, diesen Druckschmerz wahrzunehmen, z. B. bei Bewusstlosigkeit, Narkose, schweren Demenzen, und/oder ist er nicht mehr fähig, sich aus eigener Kraft als Reaktion auf den Druckschmerz zu bewegen, dann bleibt die Komprimierung des Hautareals bestehen. Die Minderdurchblutung nimmt zu und führt zu einer Anhäufung toxischer Stoffwechselprodukte im Gewebe mit Erhöhung der Kapillarpermeabilität, Gefäßerweiterung, zellulärer Infiltration und Ödem.

Vorausgesetzt, das betroffene Hautareal wird vollständig von Druck entlastet, können sich zu diesem Zeitpunkt die Zellen noch regenerieren, weil die Entzündungsreaktionen den Abtransport der toxischen Stoffwechselprodukte begünstigen. Bleibt die Druckeinwirkung aber bestehen, kommt es durch die sich weiter verstärkende Ischämie und Hypoxie zum irreversiblen Absterben der Hautzellen mit Nekrosen und Geschwürsbildung.

Inhaltsübersicht

Vorwort

Eine der folgenschwersten Komplikationen von Immobilität ist die Entstehung eines Dekubitus. Er bedeutet für den betroffenen Menschen zusätzlichen Leidensdruck und kann lebensbedrohliche Formen annehmen, ganz abgesehen von dem enormen Pflege- und Kostenaufwand, den die Dekubitusbehandlung verursacht.

Das Problem Dekubitus betrifft alle Pflegebereiche, sowohl die institutionelle als auch die ambulante Pflege, und das Nichtauftreten eines Dekubitus wird heute als Qualitätsmerkmal der Pflegeleistung angesehen. In diesem Sinne hat man der Dekubitusproblematik gerade in den letzten Jahren verstärkt Aufmerksamkeit gewidmet. Auf der Basis wissenschaftlicher und klinischer Studien wurde versucht, Richtlinien für praktikable Prophylaxe- und Behandlungsmaßnahmen zu erarbeiten und sie als Standard zu etablieren.

Dennoch hat die Dekubitusproblematik mit jährlich ca. 150.000 Dekubiti in den Stadien III und IV aus vielerlei Gründen nach wie vor aktuelle Brisanz, wobei die zunehmende Zahl an alten und hochbetagten Menschen mit eingeschränkter Mobilität und oft ausgeprägter Multimorbidität eine besondere Rolle spielt. Gerade bei alten Menschen stellt dann die Behandlung eines Dekubitus eine Herausforderung dar, die nicht selten unbewältigt bleibt.

In dieser HARTMANN medical edition sollen wesentliche Erkenntnisse zur Entstehung eines Dekubitus dargestellt und bewährte Therapieprinzipien aufgezeigt werden, deren konsequente Beachtung durchaus gute Heilungschancen verspricht. Nicht verschwiegen werden soll allerdings auch, dass die Behandlung eines Dekubitus Wissen und Können sowie ein großes Maß an Disziplin aller an der Wundheilung Beteiligten erfordert. Herkömmliche Methoden und Handlungsweisen sind in vielen Fällen zu überdenken; die weit verbreitete Polypragmasie ist zugunsten durchgängiger Behandlungskonzepte zu vermeiden.

Dekubitusentstehung und Dekubituslokalisationen

Ein Dekubitus ist definiert als Schädigung der Haut durch anhaltende lokale Druckeinwirkung. Seine Entstehung lässt sich schematisiert folgendermaßen skizzieren:

Beim Sitzen oder Liegen übt der menschliche Körper Druck auf die Auflagefläche aus, die ihrerseits auf das aufliegende Hautareal einen Gegendruck erzeugt. Die Höhe des Gegendruckes ergibt sich individuell aus der Härte der Auflagefläche, wird aber normalerweise über dem physiologischen Kapillardruck von ca. 25-35 mm Hg arteriell liegen. Kurzfristig kann die Haut selbst höhere Druckeinwirkungen tolerieren. Hält der Druck jedoch an, kommt es durch die Komprimierung der Blut führenden Kapillaren im betroffenen Hautgebiet zu Minderdurchblutung und Sauerstoffmangel (Hypoxie). Auf diese beginnende Schädigung reagiert der Körper in Form eines warnenden Druckschmerzes, der bei einem gesunden, zur Bewegung fähigen Menschen der Auslöser ist, durch eine Lageveränderung die komprimierten Hautareale zu entlasten. Dabei genügen bereits geringe Bewegungen, um die Dauer der Druckeinwirkung zu unterbrechen und die gestörte Durchblutung wieder in Gang zu bringen. Dieser Druckschmerz-Mechanismus funktioniert auch unwillkürlich im Schlaf, sodass ein zur Bewegung fähiger Mensch keinen Dekubitus entwickelt.

Ist ein Mensch jedoch nicht in der Lage, diesen Druckschmerz wahrzunehmen, z. B. bei Bewusstlosigkeit, Narkose, schweren Demenzen, und/oder ist er nicht mehr fähig, sich aus eigener Kraft als Reaktion auf den Druckschmerz zu bewegen, dann bleibt die Komprimierung des Hautareals bestehen. Die Minderdurchblutung nimmt zu und führt zu einer Anhäufung toxischer Stoffwechselprodukte im Gewebe mit Erhöhung der Kapillarpermeabilität, Gefäßerweiterung, zellulärer Infiltration und Ödem.

Vorausgesetzt, das betroffene Hautareal wird vollständig von Druck entlastet, können sich zu diesem Zeitpunkt die Zellen noch regenerieren, weil die Entzündungsreaktionen den Abtransport der toxischen Stoffwechselprodukte begünstigen. Bleibt die Druckeinwirkung aber bestehen, kommt es durch die sich weiter verstärkende Ischämie und Hypoxie zum irreversiblen Absterben der Hautzellen mit Nekrosen und Geschwürsbildung.

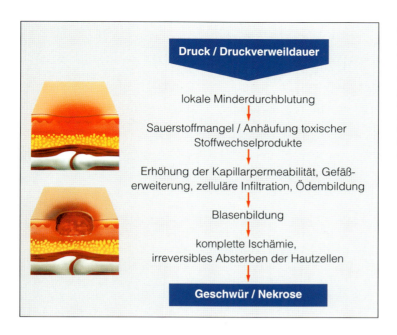

```
┌─────────────────────────────┐
│   Druck / Druckverweildauer │
└─────────────────────────────┘
              ↓
     lokale Minderdurchblutung
              ↓
 Sauerstoffmangel / Anhäufung toxischer
          Stoffwechselprodukte
              ↓
 Erhöhung der Kapillarpermeabilität, Gefäß-
 erweiterung, zelluläre Infiltration, Ödembildung
              ↓
          Blasenbildung
              ↓
        komplette Ischämie,
  irreversibles Absterben der Hautzellen
              ↓
┌─────────────────────────────┐
│      Geschwür / Nekrose     │
└─────────────────────────────┘
```

Entstehung eines Dekubitus: Kurzfristig kann die Haut selbst stärkere Druckeinwirkungen ohne Schädigung überstehen. Bleibt die Druckeinwirkung jedoch bestehen, kommt es in den belasteten Hautzellen durch die sich zunehmend verstärkende Minderdurchblutung zur kompletten Ischämie und zum Absterben der Hautzellen.

Die Zeitspanne, die Hautgewebe unter ischämisierender Druckeinwirkung ohne Schädigung überstehen kann, wird mit etwa zwei bis vier Stunden angegeben. Allerdings unterliegt dieser Toleranzbereich starken patientenindividuellen Schwankungen. Er wird ursächlich von der Stärke der Druckeinwirkung beeinflusst, aber auch vom allgemeinen Zustand der Haut. Eine jüngere, elastische Haut ist beispielsweise widerstandsfähiger gegen Druck als eine dünn gewordene Altershaut. Des Weiteren sind eventuell vorliegende Erkrankungen von Bedeutung, die mit akuten oder chronischen hypoxischen Zuständen der Hautzellen oder äußeren Schädigungen der Haut einhergehen. Wie später beschrieben wird, sind diese Zusammenhänge insbesondere bei der Einschätzung des Dekubitusrisikos zu berücksichtigen.

Dekubituslokalisationen

Je nachdem, wo der Druck auf die Haut einwirkt, kann sich ein Dekubitus an jeder Körperstelle entwickeln. Das größte Risiko aber ist gegeben, wenn der Auflagedruck des Körpers und der Gegendruck der Aufliegefläche senkrecht auf ein Hautareal einwirken, das über konvexen Skelettbereichen mit wenig druckverteilendem, elastischem Muskel- und Unterhautfettgewebe liegt. Dementsprechend sind die klassischen Prädilektionsstellen (Ca. 95% aller Dekubiti entwickeln sich hier!) der Sakralbereich, die Fersen, die Sitzbeine, der große Rollhügel (Trochanter major) sowie die seitlichen Fußknöchel.

Charakteristisch für die Druckeinwirkung über konvexen Knochenkonturen ist außerdem, dass der Druck von der größeren Hautoberfläche zur Tiefe auf die kleinere konvexe Knochenfläche hin zunimmt. Dadurch kommt es zuerst zu Nekrosen im Unterhautfettgewebe und in der Muskulatur, bis sich häufig erst nach Tagen die Ulceration der Haut zeigt. Diese kann dabei relativ klein sein und spiegelt so nicht immer die bereits große Schädigung in der Tiefe wider. Mitunter weist die Haut sogar nur Rötungen und leichte Schädigungen der Epidermis auf (sog. geschlossener Dekubitus).

Neben der senkrechten Druckeinwirkung auf ein Hautareal werden auch Scherkräfte als Dekubitusursache diskutiert. Mit dem Begriff der Scherung werden tangentiale Verschiebungen der Hautschichten untereinander bezeichnet, durch die ebenfalls Blutgefäße eingeengt und komprimiert werden. Mit dem Auftreten tangentialer Scherkräfte ist vor allem in der Gesäßregion zu rechnen,

Die häufigsten Dekubitus-lokalisationen:
Ein Dekubitus entsteht bevorzugt über Knochenvorsprüngen, die wenig mit Muskel- und Unterhautfettgewebe gepolstert sind. Dies sind
- *in Rückenlage:*
  Kreuzbein und Steißbein, Fersen und Achillessehnen, Ellbogen, Schulterblätter und Hinterhauptknochen
- *in Bauchlage:*
  Stirnknochen, Ellbogen, Brustbein- und Rippenbögen, Beckenkamm, Kniescheiben und Zehenspitzen
- *in Seitenlage:*
  großer Rollhügel (Trochanter major), Ohren- und Jochbeinknochen, seitliche Rippenanteile, Schultergelenk, Beckenkamm, inneres und äußeres Kniegelenk, Wadenbein und seitlicher Knöchel
- *in sitzender Position:*
  Sitzbeinhöcker, Hinterhauptknochen, Wirbelsäule und Fersen; bei schlechter Abstützung ergibt sich hier zusätzlich eine Gefährdung durch Scherkräfte

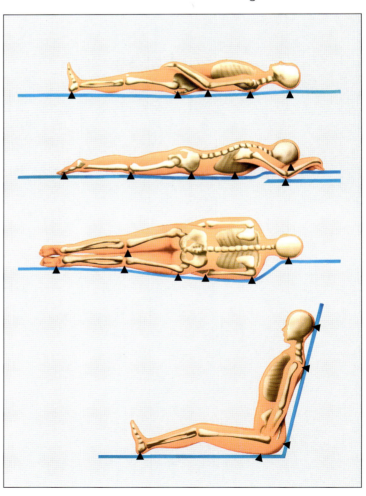

z. B. dann, wenn der Patient in eine neue Position gezogen anstatt gehoben wird oder beim Sitzen im Bett durch eine unzureichende Abstützung der Füße „rutscht". Experimentelle Untersuchungen zu den Auswirkungen senkrecht einwirkenden Drucks und tangential einwirkender Scherkräfte lassen den Schluss zu, dass bei einer Kombination von Scherung und Druck bereits ein niedriger Druck genügt, um den Sauerstoffpartialdruck im Gewebe auf einen kritischen Wert abzusenken (Bennet et al., von Goosens et al.).

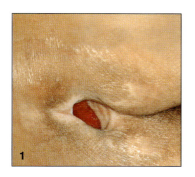
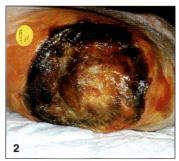
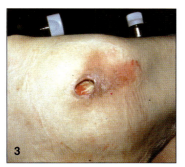
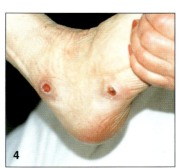

Beispiele für „klassische" Dekubitus-Prädilektionsstellen:
1) Sakralbereich
2) Ferse
3) Trochanter
4) seitliche Fußknöchel

Dekubitusgefährdung und Risikofaktoren

Da bei der Entstehung eines Dekubitus die Dauer der Druckeinwirkung die entscheidende Rolle spielt, nimmt die Gefährdung entsprechend dem Grad der Immobilität des Patienten zu.

Vollständige Immobilität: Sind keinerlei Spontanbewegungen mehr möglich, ist der Patient absolut gefährdet. Vollständige Immobilität tritt z. B. bei Bewusstlosigkeit, Narkose oder vollständiger Lähmung ein. Das Alter des Patienten spielt dabei keine Rolle.

Relative Immobilität: Hierbei besteht ein hohes Gefährdungspotenzial, weil Spontanbewegungen mehr oder weniger eingeschränkt sind, beispielsweise durch Sedierung, bei Frakturen, starken Schmerzzuständen, Multipler Sklerose, Querschnittslähmung, Halbseitenlähmung und Sensibilitätsstörungen unterschiedlichster Ursachen, wie z. B. einer Polyneuropathie.

Dabei ist besonders zu berücksichtigen, dass der Risikofaktor Immobilität von der allgemeinen pflegerischen Versorgung beeinflusst wird und somit zwangsläufig tageszeitlichen Schwankungen unterliegt. Während der immobile Patient tagsüber immer wieder beispielsweise durch Maßnahmen der Grundpflege und Nahrungsaufnahme bewegt wird, entsteht nachts üblicherweise ein kritisch langer Zeitraum. Diese Problematik betrifft insbesondere die altersbedingte Abnahme der Mobilität, die auch eine entscheidende Reduzierung der nächtlichen, spontanen Körperbewegungen zur Druckentlastung zur Folge hat. Bei zusätzlichen Erkrankungen, wie z. B. Fieber (Pneumonie) oder starken Schmerzen, kann dann die Anzahl der nächtlichen Körperbewegungen praktisch auf Null sinken, sodass bei fehlender Prophylaxe akut ein Dekubitalulcus droht.

Sekundäre Risikofaktoren

Als weitere, sekundäre Risikofaktoren gelten alle Zustände und Krankheitsbilder, die vor allem die Funktionsfähigkeit und Widerstandskraft der Haut beeinträchtigen. Sie wird dadurch empfindlicher gegen Druck, sodass bereits kurzfristige Druckeinwirkungen zur Schädigung führen können. Zu diesen Risikofaktoren zählen:

Mangeldurchblutung der Haut: Eine Mangeldurchblutung der Haut bedeutet verminderte Sauerstoffzufuhr und beeinträchtigte Stoffwechselvorgänge in den Hautzellen, mit der Folge, dass sich auch die Hypoxietoleranz der Haut verkürzt. Mangeldurchblutungen können durch viele Ursachen ausgelöst werden, so z. B. durch hypovolämischen, kardiogenen oder septischen Schock, niederen Blutdruck, Dehydration, Herzinsuffizienz, Diabetes mellitus, Arteriosklerose usw.

Fieber: Fieber hat einen gesteigerten Stoffwechsel der Hautzellen sowie einen erhöhten Sauerstoffbedarf zur Folge, weshalb es bereits bei subdekubitogenen Druckeinwirkungen zu einer unzureichenden Durchblutung kommt. Zusätzlich verstärkt sich bei Fieber insbesondere die Immobilität eines Alterspatienten, sodass Fieber für diese Patientengruppe als der bedeutendste sekundäre Risikofaktor eingestuft wird.

Inkontinenz: Feuchtigkeit und die aggressiven Zersetzungsprodukte von Urin und/oder Stuhl reizen und weichen die Haut auf, die zudem auch bakteriell stark belastet ist. Wird nicht mit einer adäquaten Hautpflege und Hilfsmittelversorgung dagegengesteuert, kommt es zu Mazerationserscheinungen der oberen Hautschichten, die die Widerstandskraft der Haut gegen Druck herabsetzen. Damit wird Inkontinenz zu einem weiteren Risikofaktor, von dem vor allem alte, bettlägerige Menschen betroffen sind. Falsch ist jedoch die Annahme, dass Inkontinenz allein einen Dekubitus verursachen kann. Ein Dekubitus entsteht ursächlich durch Druck, Inkontinenz ist ein begünstigender Faktor!

Reduzierter Allgemeinzustand: Chronisch verlaufende oder schwere Krankheiten, maligne Prozesse, Infektionen, Malnutrition mit Eiweiß-, Vitamin- und Zinkmangel, Anämie, Austrocknung (Exsikkose), Auszehrung (Kachexie) usw. erhöhen ebenfalls das Dekubitusrisiko. Viele der Erkrankungen wirken sich stark einschränkend auf die Mobilität des Patienten aus und beeinträchtigen den Stoffwechsel in der Haut.

Physiologische Hautalterung: Unabhängig von vorliegenden Erkrankungen stellt die Altershaut an sich ein Dekubitusrisiko dar. Durch den altersbedingten Schwund an Zell- und Faserelementen wird die Haut insgesamt dünner, das Hautbindegewebe verliert an Elastizität. Damit verringert sich die mechanische Belastbarkeit der Haut, sodass Druckeinwirkungen in kürzester Zeit zur Dekubitusentwicklung führen können.

Operationsspezifische Risiken

Die primären Ursachen für einen intraoperativ erworbenen Dekubitus sind grundsätzlich die gleichen wie in anderen medizinischen und pflegerischen Bereichen: Druck (schlecht oder gar nicht gepolsterte OP-Tische) wirkt über eine gewisse Zeit (Operationsdauer) auf bestimmte Hautareale des immobilen Patienten ein und schädigt sie. Daneben bestehen aber auch sekundäre, operationsspezifische Risiken, die zum einen durch den Patienten selbst und zum anderen durch die Operation bedingt sind. Neben den bereits beschriebenen Faktoren wie Auswirkungen akuter und systemischer Erkrankungen, Fieber, Alter usw. sind bei den patientenseitigen Risiken vor allem Vorschädigungen der Haut, z. B. durch Bettlägerigkeit vor der Operation oder eine Extensionsbehandlung bis zur Operationsfähigkeit, zu beachten.

Sich während der Operation ergebende Risiken können sein: narkosebedingter Tonusverlust der Haut, fehlerhafte Umlagerungen (vor allem der Extremitäten, die u. U. zu sehr hohen Druckpunkten führen), extreme Scherkräfte und Druckbelastung bei der Frakturbehandlung auf dem Extensionstisch, sich aufstützende Assistenten, Unterkühlung des Patienten, fehlerhafte Anwendung von Desinfektionsmitteln (vor allem im Steißbeinbereich, was u. a. ebenfalls zur Auskühlung der Haut führt, weil sich hier am tiefsten Punkt jod- und alkoholhaltige Desinfektionsmittel sammeln), lange Gefäßabklemmzeiten oder zu lange Blutleerzeiten.

Einschätzung der Dekubitusgefährdung

Für die Planung der Prophylaxe ist die Einschätzung der Dekubitusgefährdung des einzelnen Patienten der erste Schritt. Als Hilfe hierzu stehen einige Bewertungsskalen wie die Norton-Skala, die Waterlow-Skala oder die Braden-Skala zur Verfügung. In Deutschland findet im medizinisch-pflegerischen Bereich häufig die erweiterte Norton-Skala Anwendung, während die Waterlow-Skala spezifischer auf die Risiken von OP-Patienten eingeht. Mit der Braden-Skala wird in den USA verstärkt gearbeitet.

Allen Skalen ist gemeinsam, dass sie einige grundsätzliche Bewertungskriterien zum geistigen und körperlichen Zustand sowie zur Aktivität und Beweglichkeit des Patienten in ähnlicher Weise berücksichtigen, sodass sie letztlich alle eine brauchbare Hilfe darstellen. Zu beach-

ten ist allerdings, dass die Einschätzung der Dekubitusgefährdung und in Folge eine adäquate Prophylaxe nicht
erst dann beginnen sollten, wenn bereits Rötungen an
gefährdeten Stellen aufgetreten sind. Des Weiteren sollte
die Punktebewertung in regelmäßigen Abständen kontrolliert werden, um Veränderungen rechtzeitig feststellen
und gegebenenfalls mit veränderten Maßnahmen darauf
reagieren zu können. Dementsprechend ist die Bewertung des Dekubitusrisikos auch Bestandteil einer profunden Dokumentation.

Körperlicher Zustand		Inkontinenz		Aktivität		Beweglichkeit		Geistiger Zustand	
4	gut	4	keine	4	geht ohne Hilfe	4	voll	4	klar
3	leidlich	3	manchmal	3	geht mit Hilfe	3	kaum eingeschränkt	3	apathisch / teilnahmslos
2	schlecht	2	meistens Urin	2	rollstuhlbedürftig	2	sehr eingeschränkt	2	verwirrt
1	sehr schlecht	2	Urin und Stuhl	1	bettlägerig	1	voll eingeschränkt	1	stuporös

Bereitschaft zur Kooperation		Alter		Hautzustand		Zusatzerkrankungen	
4	voll	4	< 10	4	normal	4	keine
3	wenig	3	< 30	3	schuppig trocken	3	Abwehrschwäche, Fieber, Diabetes, Anämie
2	teilweise	2	< 60	2	feucht	2	MS, Ca, erhöhter Hämatokrit, Adipositas
1	keine	1	> 60	1	Allergie, Wunden, Risse	1	arterielle Verschlusskrankheit

*Nach der ursprünglichen Norton-Skala (oben) sind Patienten mit einer
Punktebewertung von 14 und weniger als dekubitusgefährdet einzustufen.
Bei der erweiterten Norton-Skala (unten, erarbeitet von C. Bienstein u. a.),
mit der der Status des Patienten differenzierter erfasst werden kann,
besteht bei 25 Punkten und weniger Dekubitusgefahr. Prophylaktische
Maßnahmen müssen sofort geplant und durchgeführt werden.*

Dekubitusentwicklung und Schweregrade

Die Entstehung eines Dekubitus macht deutlich, warum sich die Ulceration in Stadien entwickelt: Je länger die Druckeinwirkung auf das Hautareal bestehen bleibt, umso schwerwiegender werden die Schädigungen sein.

Dementsprechend orientiert man sich bei der Klassifizierung der Schweregrade daran, welche Gewebeschichten durch die Druckschädigungen bereits zerstört wurden. Dabei sind verschiedene Dekubitusklassifikationen in Gebrauch, so z. B. eine Einteilung nach Daniel in fünf Schweregrade, die insbesondere im chirurgischen Bereich zur Anwendung kommt oder die wohl am häufigsten benutzte Einteilung in vier Schweregrade, die sich am „National Pressure Ulcer Advisory Panel" von 1989 orientiert.

Stadium I: Scharf begrenzte Hautrötung bei intakter Haut, die sich „wegdrücken" lässt. Richtungsweisend können auch eine Überwärmung der Haut, eine Verhärtung oder ein Ödem sein, bei Personen mit dunkler Hautfarbe kann sich eine Entfärbung der Haut zeigen. Bei konsequenter Druckentlastung verblasst die Rötung nach einigen Stunden bis Tagen, je nachdem wie ausgeprägt die vorausgegangene Minderdurchblutung war.

Stadium II: Teilverlust der Epidermis bis hin zur Dermis. Es handelt sich um ein oberflächliches Ulcus, das sich klinisch als Abrasion, Blase oder flacher Krater manifestieren kann.

Stadium III: Schädigung aller Hautschichten (Epidermis, Dermis und Subcutis), die bis zu den unter der Haut liegenden Faszien reichen kann, wobei diese jedoch noch nicht betroffen sind. Klinisch imponiert der Dekubitus als tiefes, offenes Geschwür mit oder ohne Unterminierung des umliegenden Gewebes.

Stadium IV: Hautverlust über die gesamte Hautdicke mit ausgedehnten Gewebsnekrosen und Schädigung der Muskeln, Sehnen und Knochen. Unterminierungen und Taschenbildung kommen ebenfalls häufig vor.

Die Beurteilung, in welchem Stadium der Dekubitus sich befindet, ist in der Praxis mitunter mit Schwierigkeiten verbunden. So werden Hautschädigungen im Stadium I

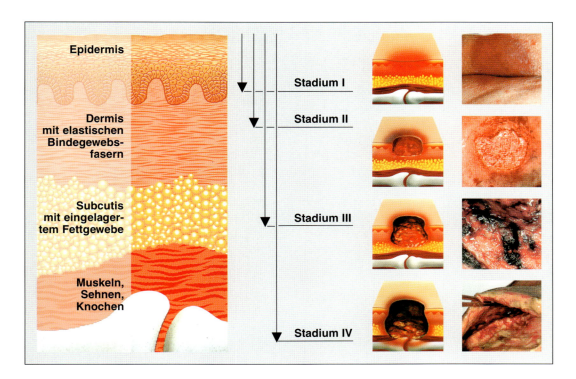

Epidermis

Dermis
mit elastischen
Bindegewebs-
fasern

Subcutis
mit eingelager-
tem Fettgewebe

Muskeln,
Sehnen,
Knochen

Stadium I

Stadium II

Stadium III

Stadium IV

häufig nicht verlässlich beurteilt, insbesondere nicht bei Patienten mit dunkel pigmentierter Haut. Wie erwähnt, kann ein Stadium I aber auch bereits ein Anzeichen für eine tiefer gehende Schädigung bei einem „geschlossenen Dekubitus" sein, z. B. als Folge intraoperativer Druckeinwirkung. Des Weiteren kann ein mit Schorf und Nekrosen belegtes Ulcus nicht richtig beurteilt werden, wenn das devitalisierte Gewebe nicht vorher entfernt wurde. Auch bei Patienten mit Gipsverbänden oder anderen orthopädischen Vorrichtungen kann die Beurteilung von Druckgeschwüren erschwert sein.

Dekubitus Stadieneinteilung: Bei der Klassifizierung der Schwere eines Dekubitus orientiert man sich daran, welche Gewebeschichten durch die Druckschädigung bereits zerstört wurden.

Dekubitustherapie –
allgemeine Prinzipien

Die Ausheilung eines Dekubitus zieht sich nicht selten über Monate hin und erfordert so, neben dem Fachwissen zur Wundbehandlung, vom Behandelnden vor allem Konsequenz und Geduld. In der Praxis ist allerdings Polypragmasie weit verbreitet, was verständlich wird, berücksichtigt man die vielen frustrierenden Erlebnisse, die im Allgemeinen mit der Dekubitusbehandlung verbunden sind. Polypragmasie schadet jedoch meist mehr als sie nützt. Unabdingbar sind vielmehr ein klares Behandlungskonzept sowie eine lückenlose Dokumentation zur Sicherung der Behandlungsqualität.

Ein qualitätsgesichertes Behandlungskonzept stützt sich auf drei Therapiesäulen:
- Vollständige Druckentlastung des geschädigten Hautgebietes zur Wiederherstellung der Blutversorgung während der gesamten Behandlungsdauer.
- Phasengerechte Wundbehandlung zur Reinigung und Konditionierung des Ulcus mit dem Ziel eines möglichst raschen Wundverschlusses, gegebenenfalls ist auch ein plastisch-chirurgisches Vorgehen angezeigt.
- Adjuvante Therapien zur Verbesserung des Allgemeinzustandes und Ernährungsstatus des Patienten sowie zu einer adäquaten Schmerzbekämpfung.

Grundlage zur Erstellung des Behandlungsplanes und der Dokumentation ist eine sorgfältige Beurteilung der Gesamtsituation des Patienten. Diese erfasst sowohl den Schweregrad und Zustand des Ulcus als auch den physischen und psychischen Zustand des Patienten sowie die grundsätzlichen Bedingungen für Behandlung und Pflege, die durch das Umfeld des Patienten (Klinik, Alten- und Pflegeheim, häusliche Pflege) vorgegeben sind.

Die Dokumentation des Behandlungs- und Pflegeverlaufs ist aus mehreren Gründen zwingend:
- Fortschritte, Stagnation oder auch Rückschläge in der Behandlung lassen sich sicher einschätzen, sodass Behandlungsmaßnahmen gegebenenfalls begründet geändert werden können.
- Die Dokumentation gewährleistet den Informationsfluss zwischen Ärzten und Pflegekräften. Damit kann z. B. verhindert werden, dass von einem Verbandwechsel zum anderen gegensätzliche Maßnahmen ergriffen werden, nur weil dann eine andere Person die Dekubitus-

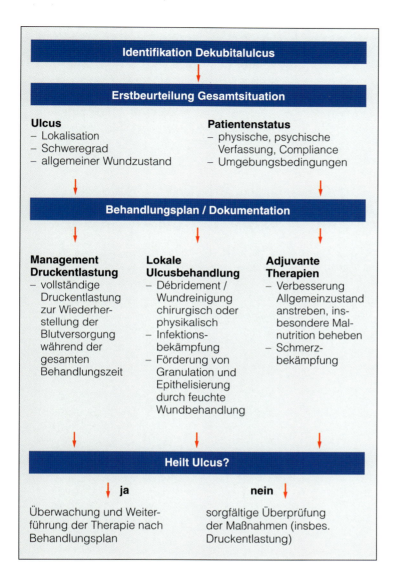

versorgung vornimmt. Wichtig ist dabei natürlich, dass die Dokumentation übersichtlich und einheitlich interpretierbar ist. Die Eintragungen sollen möglichst sofort im Anschluss an die Behandlung und Pflege bzw. bei einer eintretenden Veränderung der Patientensituation erfolgen.

- Gesetzlich ist der Nachweis einer dem aktuellen Standard entsprechenden ärztlich-pflegerischen Versorgung zur selbstverständlichen Pflicht erhoben, sodass die schriftliche Dokumentation zur (haftungs-)rechtlichen Absicherung der ärztlichen und pflegerischen Leistung unabdingbar ist. Mündliche Vereinbarungen, wie z. B. anlässlich der Stationsübergabe, sind nicht geeignet, den geforderten Qualitätsnachweis von Behandlung und Pflege zu erbringen.

Beurteilung des Dekubitalulcus

Bei der Erstbeurteilung wird das Ulcus nach Lokalisation, Stadium, Größe (Länge, Breite, Tiefe), Taschenbildung, Unterminierung, Exsudatfluss usw. beurteilt. Die Abbildung rechts stellt ein mögliches Schema zur Erstbeurteilung dar. Die Ulcuslokalisation wird in das Zeichenschema eingetragen. Zusätzlich empfiehlt es sich, ein Farbfoto vom Ulcus der Dokumentation beizufügen.

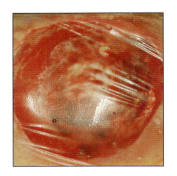

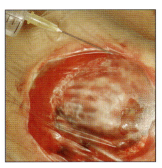

Zur exakten Bestimmung von Größe und Volumen eines Ulcus ist das „Auslitern" der Wunde ein praktikables, wenig zeit- und kostenaufwendiges Verfahren. Die Wunde wird mit einer Folie abgeklebt und mit Hilfe einer Spritze mit steriler Flüssigkeit (z. B. Ringerlösung) aufgefüllt. Die eingespritzten ml bzw. ccm entsprechen dem Volumen. Das Auslitern sollte auch während des Wundheilungsverlaufs immer wieder zur Volumenbestimmung durchgeführt werden, da die gewonnenen Werte prognostisch hilfreich sind, aber auch die Dokumentation eindeutig absichern. Als Nebeneffekt dient das Auslitern auch gleichzeitig als Wundspülung.

Wenn bekannt ist, bei welcher Gelegenheit und durch welche Art der Druckeinwirkung der Dekubitus entstand, ist dies ebenfalls in die Erstbeurteilung mit einzutragen, so z. B. durch OP-bedingte Druckeinwirkung, im Zusammenhang mit einer Fiebererkrankung, durch Sturz und zu langes Liegen in der Wohnung usw. Diese Information ist insbesondere für die Beurteilung der fortbestehenden Dekubitusgefährdung von Bedeutung.

Das „Auslitern" der Wunde ist eine exakte und einfache Methode, Größe und Volumen einer Wunde zu bestimmen. Die Wunde wird mit einer Folie abgeklebt (oben) und mit Hilfe einer Spritze mit steriler Flüssigkeit aufgefüllt (unten). Die eingespritzten ml bzw. ccm entsprechen dem Volumen.

Beurteilung des Patientenstatus

Die Beurteilung des Patienten sollte seinen körperlichen Allgemeinzustand, mögliche Komplikationen aus Begleiterkrankungen, seine Ernährungslage, das Ausmaß eventuell vorhandener Schmerzen, aber auch eine sorgfältige Bestandsaufnahme seiner psychosozialen Stiuation umfassen.

Körperlicher Allgemeinzustand: Die Wundheilung ist nicht nur ein lokales Geschehen, sondern steht in vielfältigen Wechselbeziehungen zum betroffenen Gesamtorganismus, weshalb eine Verbesserung des Allgemeinzustandes großen Einfluss auf die Heilung haben kann. Allerdings wird je nach Alter des Patienten und vorliegender Erkrankung eine Verbesserung des Allgemeinzustandes nicht immer kurzfristig erreichbar oder sogar stark einge-

Erfassungsschema zur Dekubitusbeurteilung

Name _____

Alter _____

Datum / Zeit der Erfassung _____

Größe

Länge   Breite   Tiefe

_____

Schweregrad / betroffene Strukturen

☐ Stadium I: Hautrötung bei intakter Epidermis

☐ Stadium II: Oberflächliches Ulcus, Teilverlust der Epidermis bis hin zur Dermis

☐ Stadium III: tiefes, offenes Geschwür, Schädigung aller Hautschichten bis zu den Faszien

☐ Stadium IV: ausgedehnte Gewebsnekrosen, Schädigung aller Hautschichten
                  einschließlich Muskeln, Sehnen und Knochen

		Ja	Nein
Taschenbildung		☐	☐
Unterminierung		☐	☐
Nekrotisches Gewebe:	geschlossene schwarze Nekrosekappe	☐	☐
	Schorf	☐	☐
	schmierige Beläge	☐	☐
Exsudat:	serös-blutig	☐	☐
	eitrig	☐	☐
Granulation:	schlaff, schwammig	☐	☐
	rot, fest	☐	☐
Epithelbildung sichtbar		☐	☐
Schmerz		☐	☐
Infektionsanzeichen:	I leichte Rötung	☐	☐
	II Rötung, Schwellung, Schmerz	☐	☐
	III plus Fieber, Leukozytose	☐	☐

Entstehungsursache

_____

_____

Allgemeinzustand / Sonstiges

_____

_____

schränkt sein, so z. B. bei multimorbiden Alterspatienten. In der Praxis werden die erforderlichen Daten zumeist aus der Krankengeschichte hervorgehen, falls nicht, sind sie durch eine umfassende Anamnese und körperliche Untersuchung zu erheben.

Des Weiteren ist im Zusammenhang mit Druckulcera auf mögliche Komplikationen zu achten: z. B. Endokarditis, Meningitis, septische Arthritis, Taschen- und Abszessbildung, maligne Entwicklungen im Ulcusbereich sowie auf systemische Komplikationen der lokalen Behandlung, z. B. einer Jod-Toxizität bzw. -Allergie. Schwerwiegende Komplikationen durch Infektionen sind Osteomyelitis, Bakteriämie und generalisierte Sepsis.

Ernährungsstatus: In vielen Untersuchungen wurde die schlechte Heilungstendenz von Druckulcera mit einer Malnutrition in Verbindung gebracht. Kachektische Zustände mit Eiweißmangel sind jedoch gerade bei älteren Patienten häufig zu beobachten, sodass hier eine Beurteilung der Ernährungssituation in regelmäßigen Abständen erfolgen soll. Oftmals findet sich bei älteren Patienten auch ein Zinkmangel, der ebenfalls zu Verzögerungen der Wundheilung führen kann und somit überprüft werden sollte.

Zur Behandlung der Mangelernährung ist in Abstimmung mit den Wünschen des Patienten eine adäquate Nahrungsaufnahme mit erhöhtem Eiweißangebot und ausreichend Vitaminen und Mineralstoffen sicherzustellen. Der Bedarf an Nährstoffen bei Krankheit und Katabolismus im Alter wird pro Kilogramm Körpergewicht und pro Tag folgendermaßen angegeben (W. O. Seiler): 30 bis 40 kcal, 1,5 g Proteine, 1,0 g Fette, 10 mg Vitamin C, 15 mg Calcium, 0,5 mg Zink, Vitamin B12 parenteral substituiert (Zieldosis 10 mg gesamt oder 0,15 mg pro kg Körpergewicht innerhalb eines Monats; Intervall: alle 3 Tage 1 mg i. m.) sowie ein hochdosiertes Polyvitaminpräparat. Falls sich die normale Nahrungsaufnahme unzureichend gestaltet oder unmöglich ist, sollte eine vollbilanzierte flüssige Trinknahrung bzw. eine Sondenernährung in Betracht gezogen werden. Des Weiteren ist auf eine ausreichende Flüssigkeitszufuhr zu achten.

Schmerzen: Selbst wenn der Patient seine Schmerzen nicht zum Ausdruck bringt oder nicht auf sie reagieren kann, bedeutet das nicht, dass diese nicht vorhanden sind. Mit dem Druckulcus sind zumeist chronische, diffuse Schmerzen verbunden, die den ganzen Körper erfassen und jeden Lagewechsel zur Qual werden lassen. Leider wird der Schmerztherapie aber noch immer nicht jene Bedeutung zugemessen, die von vielen Experten gefordert wird. Üblicherweise besteht sie lediglich in der Verabreichung von Schmerzmitteln nach „Bedarf". Mit der Schmerztherapie sollte jedoch dauerhaft eine weitestgehende Schmerzfreiheit erzielt werden, wozu eine regelmäßige Applikation von Schmerzmitteln in einer individuellen Dosierung erforderlich ist.

Psychosoziale Beurteilung: Unabhängig davon, ob der Dekubituspatient in der Klinik, im Pflegeheim oder zu Hause behandelt und gepflegt wird, sind grundsätzlich die gleichen Therapieprinzipien in der gleichen Qualität anzuwenden, da ansonsten wenig Aussicht auf Heilung besteht. Die individuelle, psychosoziale Situation schafft jedoch mitunter sehr unterschiedliche Ausgangsbedingungen im Hinblick auf die Verständnisfähigkeit des Patienten und seine Motivation, an der Behandlung „mitzuarbeiten". Ziel der psychosozialen Beurteilung ist es deshalb, Informationen darüber zu gewinnen, mit wieviel Bereitschaft des Patienten und seiner Angehörigen zu rechnen ist, bzw. was getan werden kann (z. B. durch aufklärende Gespräche, Schulung, Einsatz geeigneter Hilfsmittel usw.), um die konsequente Einhaltung des Behandlungs- und Pflegeplans zu sichern.

Eine realistische Beurteilung der psychosozialen Situation ist dabei vor allem in der häuslichen Pflege von größter Bedeutung. Beurteilt werden sollten der mentale Zustand des Patienten, seine Lernfähigkeit, Zeichen von Depression, das soziale Umfeld, die Beziehung zu den pflegenden Angehörigen sowie Lebensstil und ethnisch bedingte Problematiken. Des Weiteren sind die zur Behandlung und Pflege verfügbaren Mittel zu beurteilen, z. B. die Verfügbarkeit und Fähigkeit von Pflegepersonen, finanzielle Mittel, Geräte usw. Wenn trotz aller Bemühungen keine Umgebung geschaffen werden kann, die der Einhaltung des Behandlungs- und Pflegeplans dienlich ist, sollte die Behandlung des betroffenen Patienten in der Klinik in Betracht gezogen werden.

Druckentlastung als Basis jeder Behandlung

Ein Dekubitus entsteht durch anhaltende Druckeinwirkung auf die Haut, wodurch es über ischämische Prozesse zum Absterben von Hautzellen kommt. Kausalmaßnahme jeder Dekubitusbehandlung ist deshalb die Wiederherstellung der Blutversorgung des betroffenen Hautareals durch eine vollständige Druckentlastung. Ohne Druckentlastung ist eine Heilung nicht möglich, und alle weiteren Maßnahmen sind sinnlos. Dabei ist die Druckentlastung über die gesamte Behandlungszeit aufrechtzuerhalten. Jede auch nur Minuten dauernde Belastung bewirkt erneut eine Schädigung und führt zu Rückschlägen im Heilungsverlauf.

Transkutane Sauerstoffmessungen der Haut unter simulierten und klinischen Bedingungen an jungen Probanden haben gezeigt, dass es bei einer ausreichenden Druckentlastung zur sofortigen Wiederherstellung der Mikrozirkulation und Sauerstoffversorgung der Haut kommt (Seiler). Ist die Druckentlastung gesichert, gelangen neben dem Sauerstoff auch alle anderen für den Reparationsprozess notwendigen Zellen sowie die biologisch wichtigen Stoffe wie Hormone, Enzyme, Vitamine und Wachstumsfaktoren in das Wundgebiet.

Zur vollständigen Druckentlastung ist der Patient so zu lagern, dass er unter keinen Umständen auf der Wunde

Die richtige Lagerung des Patienten ist abhängig von der Dekubitus-Lokalisation. Die hier gezeigten grundsätzlichen Lagerungspositionen eignen sich auch für den Prophylaxe-Bereich, wobei die 30-Grad-Schräglagerung als die risikoärmste Lagerung gilt. Nicht mehr angewendet werden soll die 90-Grad-Schräglagerung, weder für Prophylaxe noch für Behandlung, weil dabei ein Hauptteil des Körpergewichtes auf dem Trochanter liegt. Unerlässlich ist, dass der Patient mindestens im zweistündigen Rhythmus umgelagert wird.

Lokalisation Dekubitus	Richtige Lagerung	Anmerkungen
Rechter Trochanter	Rückenlage 30°-Schräglage, links	verboten ist jede Seitenlagerung
Linker Trochanter	Rückenlage 30°-Schräglage, rechts	verboten ist jede Seitenlagerung
Sakralbereich	30°-Schräglage, rechts 30°-Schräglage, links 135°-Lagerung	
Ferse	30°-Schräglage, rechts 30°-Schräglage, links frei schwebend durch Spezialkissen	ist eine absolut sichere Freilagerung gewährleistet, dann auch Rückenlage
Sitzbein	30°-Schräglage, rechts 30°-Schräglage, links 135°-Lagerung	verboten ist Sitzen, Rückenlage ist möglich, wenn der Patient zusätzlich frei gelagert ist

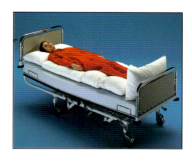 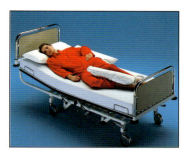

Beispiele für Druckentlastungslagerungen mit Hilfe von Spezialkissen:
Das Kissenbett (links) bietet bei einer Rückenlagerung durch seine besondere Anordnung eine wirkungsvolle Druckentlastung. An den Stellen, wo die Kissen zusammenstoßen, entstehen tiefer liegende Bereiche, sodass Risikozonen wie Schulterblätter, der knöcherne Wirbelsäulenverlauf, Kreuzbein, Steißbein und Fersen nahezu frei liegen.
Zur 30°-Schräglagerung (rechts) wird der Patient auf einer weichen Matratze gelagert und der Kopf mit einem kleineren Kopfkissen gut gestützt. Durch seitliches Unterschieben eines langen weichen Kissens im Rückenbereich wird dann die 30°-Schräglagerung hergestellt. Die Kniebereiche können zusätzlich durch ein Kissen abgepolstert werden.

zu liegen kommt. Selbst bei einer Bettausstattung mit superweichen Unterlagen zur Druckentlastung muss das Wundgebiet frei gelagert sein. Welche Lagerungen durchgeführt werden können, ist abhängig von der Dekubituslokalisation (siehe Tabelle). Noch vor Beginn jeder Therapie ist deshalb für den betroffenen Patienten individuell die Art der Lagerung festzulegen, woraus sich für alle an der Behandlung und Pflege Beteiligten verbindliche Handlungsrichtlinien ergeben.

Zur Ausführung der verschiedenen Lagerungstechniken sind Hilfsmittel wie z. B. Lagerungskissen erforderlich, die unter bestimmten Kriterien auszuwählen sind. Die Elastizität von Lagerungshilfen muss so beschaffen sein, dass sie auch unter Dauerbelastung erhalten bleibt. Klumpen die Materialien zusammen, entstehen neue Druckstellen. Insbesondere bei Lagerungsprodukten zum Freilagern, wie z. B. Sitzringe, muss eine flächige Druckverteilung sichergestellt sein. Es hat keinen Sinn, einzelne Körperstellen frei zu lagern und dafür andere mit Druck zu belasten. Des Weiteren muss der Patient auf den Lagerungshilfen sicher und rutschfest liegen. Bei nicht sachgerechter Lagerung treten durch die ungünstige Gewichtsverteilung Scherkräfte auf.

Als Zeitintervall für die Umlagerung wird ein Rhythmus von zwei Stunden vorgegeben. Bei sehr hoher Dekubitusgefährdung kann es notwendig werden, den Zeitabstand weiter zu verkürzen. Insgesamt erfordert es einige Erfahrung, den Patienten richtig, seinen individuellen Bedürfnissen entsprechend zu lagern. Es genügt keineswegs, nur irgendwo ein Kissen unterzuschieben. Man muss sich darüber im Klaren sein, dass die Lagerung nicht isoliert druckentlastenden Zwecken dient, sondern das Körpergefühl des Patienten insgesamt beeinflusst. Im ungünstigsten Fall kann es durch eine unzureichende Lagerung schnell zu erheblichen weiteren Beeinträchtigungen wie beispielsweise zu Atem- oder Kreislaufproblemen, Gelenkversteifungen oder Kontrakturen kommen.

Die phasengerechte Wundbehandlung

Das Dekubitalulcus ist eine sekundär heilende Wunde mit zumeist schlechter Heilungstendenz, sodass der phasengerechten Unterstützung der Wundheilung durch adäquate Maßnahmen besondere Bedeutung zukommt. Sie bestehen in einem gründlichen Débridement, der fortlaufenden Reinigung der Wunde, der Konditionierung mit Aufbau von Granulationsgewebe sowie der Förderung der Epithelisierung. Mit eingeschlossen sind die Maßnahmen zur Infektionsverhütung bzw. Infektionsbekämpfung. Zur Reinigung, Konditionierung und Epithelisierungsförderung gilt heute die feuchte Wundbehandlung als Therapiestandard, wobei moderne, hydroaktive Wundauflagen die Effizienz der Methode sicherstellen und die praktische Durchführung erleichtern.

Diese konservative Wundbehandlung mit Feuchttherapie ist in der Regel bis zum Stadium III eines Dekubitus möglich. Stadium IV hingegen – mit Muskel- und Knochenbeteiligung und ossärer Infektion – stellt heute nach adäquater chirurgischer Intervention und Wundkonditionierung eine Indikation zum operativen Wundverschluss mit Hilfe von Lappenplastiken dar. Dabei sollten nicht nur jüngere, sondern mehr und mehr auch geriatrische Patienten von diesen Verfahren profitieren.

Schematische Darstellung der Wundheilungsphasen (Modell basierend auf drei Phasen):
1) Inflammatorische bzw. exsudative Phase zur Blutstillung und Wundreinigung; nekrotisches Gewebe und Keime werden von Leukozyten und Makrophagen durch Phagozytose und Proteolyse abgeräumt (1-3).
2) Proliferative Phase zum Aufbau von Granulationsgewebe; Fibroblasten initiieren den Gewebeaufbau, Einsprießen von Haarkapillaren (3-4), zunehmend Defektauffüllung durch Granulationsgewebe (5-6).
3) Differenzierungsphase zur Ausreifung und Narbenbildung; Epithelisierung durch Zellteilung und -wanderung von Epidermiszellen (6-8).

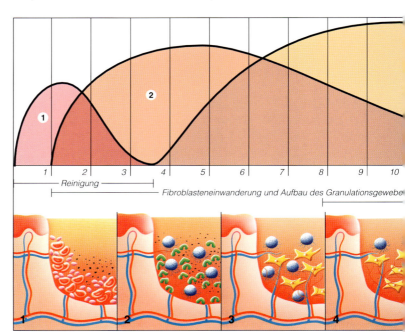

Die Reinigungsphase

In der Reinigungsphase werden untergegangenes Gewebe und Keime durch autolytische Prozesse abgeräumt. Da das Ausmaß devitalisierten Gewebes bei einem Stadium II- bis III-Dekubitus häufig jedoch so groß ist, dass eine Wundreinigung durch die körpereigenen Vorgänge allein nicht mehr bewältigt werden kann, braucht die Wunde externe Unterstützung durch ein gründliches Débridement. Dies kann chirurgisch und/oder physikalisch durch eine feuchte Wundbehandlung erfolgen.

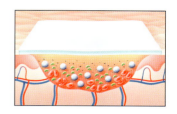

Das schnellste Verfahren zur Nekrosenabtragung ist das chirurgische Débridement mit Skalpell oder Schere. Eine möglichst rasche Abtragung von Nekrosen ist deshalb von Bedeutung, weil nekrotisches Gewebe ein ideales Milieu für das Bakterienwachstum darstellt und so das Angehen von Infektionen begünstigt, aber auch die nutritive Situation des umliegenden Gewebes weiter verschlechtert. Unter geschlosssenen Nekrosenkappen können sich zudem bereits eitrige Infektionen verbergen, die sich in tiefere Gewebeschichten ausbreiten und zu Osteomyelitis führen können.

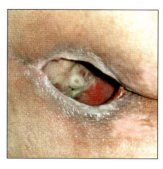

Je effektiver die Reinigung des Ulcus ist, umso besser wird die Qualität des nachfolgenden Granulationsaufbaus sein. Hydroaktive Wundauflagen leisten dabei wertvolle Dienste.

Indikationsstellung, Anordnung und ordnungsgemäße Durchführung des Wunddébridements sind sowohl im stationären als auch im ambulanten Bereich ärztliche Tätigkeiten. Die Pflicht des Arztes zur persönlichen Leistungserbringung schließt jedoch nicht aus, dass er die

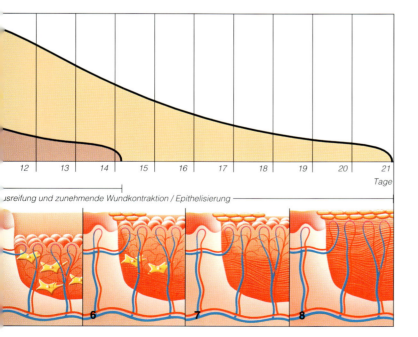

usreifung und zunehmende Wundkontraktion / Epithelisierung

Durchführung im Einzelfall an Assistenzpersonal delegieren darf, vorausgesetzt, er hat überprüft, dass der beauftragte Mitarbeiter zur Erbringung dieser Leistung qualifiziert ist. Die in der Praxis nicht selten vorzufindende Situation, dass an den Wunden „rumgeschnipselt" wird, dürfte aufgrund der rechtlichen Bestimmungen so also nicht eintreten.

Kleinere Ulcerationen können unter adäquater Schmerzausschaltung, z. B. unter Anwendung lokalanästhesierender Cremes, am Bett débridiert werden. Ausgedehnte Nekrosen oder auch Ulcerationen, bei denen noch nicht feststeht, wie weit sie in die Tiefe reichen, werden unter OP-Bedingungen débridiert.

Ist ein chirurgisches Débridement nicht möglich, z. B. bei hochbetagten Patienten mit schlechtem Allgemeinzustand, bei Patienten unter Marcumar- bzw. Heparin-Therapie, bei Patienten mit Fieber, Lungenentzündung, frischem Apoplex usw., ist ein physikalisches Débridement die Alternative. Physikalisches Débridement bedeutet, Nekrosen bzw. fibrinöse Beläge mit Hilfe hydroaktiver Wundauflagen aufzuweichen und abzulösen. Dies bietet einige praktische Vorteile: Es ist selektiv, da nur devitalisiertes Gewebe aufgeweicht und abgelöst wird, gesundes Gewebe wird nicht traumatisiert. Durch das feuchte Wundmilieu werden zudem die für die Reinigung und Proliferation zuständigen Zellen geschont und in ihrer

Verlauf eines chirurgischen Débridements unter OP-Bedingungen bei einem Dekubitalulcus am Trochanter. Es zeigte sich, dass die Schädigung bereits weitaus tiefer reichte, als dies die relativ kleine äußere Läsion erkennen ließ.

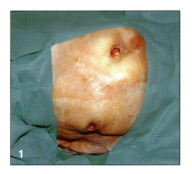
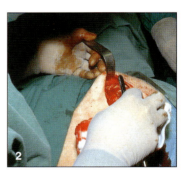
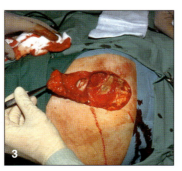
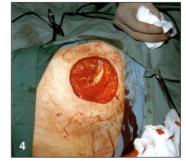

Aktivität gefördert. Außerdem ist die Methode sicher und „nebenwirkungsfrei" und in allen medizinischen und pflegerischen Bereichen einfach durchzuführen, so beispielsweise gerade auch bei der Dekubitusbehandlung in der häuslichen Pflege.

Zu berücksichtigen ist jedoch auch ein „Nachteil" des Verfahrens: Das physikalische Débridement ist nicht so schnell und nicht so effektiv wie das chirurgische, und die Reinigung wird längere Zeit in Anspruch nehmen, was wiederum Geduld vonseiten des Behandelnden und des Patienten erfordert.

Zur praktischen Durchführung des physikalischen Débridements stehen verschiedene hydroaktive Wundauflagen zur Verfügung, deren spezifische Wirkungsweisen und Eignung für die unterschiedlichsten Wundzustände in den Beschreibungen hydroaktiver Wundauflagen ab Seite 31 dargestellt sind. Ganz besonders bewährt haben sich in der Reinigungsphase das Wundkissen TenderWet mit seiner integrierten „Spülwirkung" sowie die tamponierbare Calciumalginat-Kompresse Sorbalgon bei tiefen, zerklüfteten Ulcera.

Gegebenenfalls sind zur Unterstützung der feuchten Wundbehandlung Wundspülungen z. B. mit Lavasept oder Ringerlösung hilfreich. Sie können kontinuierlich über einen eingelegten Katheter erfolgen, z. B. bei schmierigen, infektiösen Wundzuständen, oder jeweils beim Verbandwechsel.

Infektionsprophylaxe und -bekämpfung

In der Reinigungsphase ist die Frage der Infektionsprophylaxe bzw. der -bekämpfung besonders akut. Dabei ist grundsätzlich davon auszugehen, dass jeder Dekubitus kontaminiert ist, was jedoch nicht gleichbedeutend mit einer manifesten Wundinfektion ist. Erst wenn sich eingedrungene Keime in der Wunde vermehren und durch ihre Toxine das Gewebe schädigen, kann vom Bestehen einer Infektion gesprochen werden. Die lokalen Anzeichen für eine Infektion sind: Entzündung mit Rötung, Schwellung und Überwärmung, Eiterbildung, Geruch und Schmerz; systemisch sind Fieber, Schüttelfrost und Leukozytose zu beachten.

Je massiver ein Ulcus kontaminiert ist, umso größer ist die Gefahr für das Angehen einer Infektion, weshalb die Keimbesiedelung möglichst gering zu halten ist.

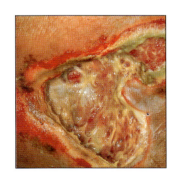

Infizierter Dekubitus mit Eiterbildung; werden Bakteriengifte über die Lymph- und Blutbahnen in andere Organe verschleppt, kann es zur Bakteriämie oder Sepsis kommen.

Grundlegende Maßnahmen hierzu sind:
- die Wiederherstellung einer ausreichenden Blut- und Sauerstoffversorgung im Wundgebiet, da insbesondere die immunkompetenten Zellen wie Leukozyten und Makrophagen zur Phagozytose Sauerstoff benötigen,
- die Entfernung nekrotischen Gewebes, um dem Keimwachstum den Nährboden zu entziehen.

Unterstützend trägt auch das Absaugen keimbelasteten Exsudats durch den Wundverband hier wirkungsvoll zur Keimeliminierung bei.

Die in der Praxis vielfach anzutreffende „prophylaktische" Anwendung von Desinfektionsmitteln wird wegen der zum Teil erheblichen wundheilungshemmenden und toxischen Eigenschaften diverser antiseptischer Substanzen nicht mehr empfohlen. Ist der Dekubitus aber klinisch manifest infiziert und sollen Antiseptika zur Desinfektion zur Anwendung kommen, ist bei der Wahl des Antiseptikums darauf zu achten, dass es keine Schmerzen verursacht und die Wundheilung möglichst wenig beeinträchtigt. Insbesondere sollte ein Risiko durch Resorption ausgeschlossen sein, was vor allem bei tiefen und großflächigen Dekubiti mit ihrer langen Behandlungsdauer von Bedeutung ist.

Als noch problematischer wird die lokale Anwendung von Antibiotika eingestuft, die heute als obsolet gilt. Sie beinhaltet das Risiko der Resistenzentwicklung und des Erregerwandels sowie ein höheres Risiko der Allergisierung, als dies bei Antiseptika der Fall ist. Zudem ist es schwer, vor allem in der Tiefe der Wunde einen ausreichenden Wirkstoffspiegel zu erreichen und die Hemmung von Wundheilungsprozessen einzuschätzen. Bei schweren Infektionen wird die systemische Gabe von Antibiotika empfohlen, wobei zur Optimierung der Therapie möglichst eine Keim- und Resistenzbestimmung vorzunehmen ist.

Die Granulationsphase

Das Dekubitalulcus ist eine sekundär heilende Wunde, d. h. zum Auffüllen des Defektes muss Ersatzgewebe, das sogenannte Granulationsgewebe, aufgebaut werden. Diese Phase durchzustehen und die Wunde in bestmöglicher Weise zu unterstützen, bereitet in der Praxis vielfach erhebliche Schwierigkeiten, weil sie in der Regel eine lange Zeit in Anspruch nimmt und absolute Konsequenz bei der Einhaltung des Behandlungskonzeptes erfordert.

Ein Wachstum des Granulationsgewebes kann nur dann stattfinden, wenn folgende Bedingungen erfüllt werden: Das Ulcus muss über die gesamte Zeit hinweg vollständig druckentlastet sein, damit die Durchblutung des Wundgebietes gesichert bleibt und die Wunde nicht durch erneute Druckeinwirkung geschädigt wird.

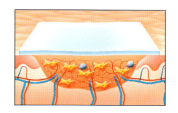

Das Wundbett darf nie austrocknen und muss permanent feucht gehalten werden. Trocknet die Wunde aus, sterben die zum Gefäß- und Gewebeaufbau notwendigen Zellen ab. Ein feuchtes Wundmilieu hingegen fördert die Proliferation der Zellen und stellt somit die beste Pflege des Granulationsgewebes dar. Die zur Verfügung stehenden hydroaktiven Wundauflagen ermöglichen es dabei, die Wunde problemlos dauerhaft feucht zu halten (siehe Beschreibung hydroaktiver Wundauflagen ab Seite 31).

Die Wunde muss sowohl vor chemischer als auch mechanischer Irritation geschützt werden. Der Gebrauch lokaler Antiseptika sollte deshalb in dieser Phase unterbleiben. Befinden sich einzelne Bereiche der Wunde noch in der Reinigungsphase und müssen diese noch desinfiziert werden, ist um das Granulationsgewebe herum besondere Sorgfalt geboten.

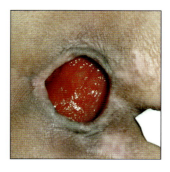

Der Aufbau von Granulationsgewebe kann nur in einem ausgewogen feuchten Wundmilieu stattfinden. Dieses feuchte Wundmilieu zu fördern und zu erhalten, ist deshalb die wichtigste Aufgabe einer Wundauflage in dieser Phase.

Mechanische Irritationen entstehen, wenn der Wundverband mit der Wunde verklebt und beim Verbandwechsel neu gebildetes Gewebe mit abgerissen wird (Zellstripping). Um diese erhebliche Wundheilungsstörung zu vermeiden, müssen die verwendeten Wundauflagen über atraumatische Eigenschaften verfügen, d. h. sie dürfen auch bei längerer Liegedauer auf sezernierenden Wunden nicht verkleben. Alle hydroaktiven Wundauflagen sind atraumatisch und bieten deshalb auch in dieser Hinsicht die erforderliche Sicherheit bei der Wundversorgung.

Des Weiteren muss die Wunde vor Sekundärinfektionen geschützt werden, was durch steriles Arbeiten beim Verbandwechsel gewährleistet werden kann. Auch im häuslichen Bereich hat der Verbandwechsel unter sterilen Kautelen zu erfolgen. Ist der Dekubitus an sehr keimbelasteten Stellen lokalisiert, wie z. B. im Sakralbereich, leisten hier hydroaktive Wundauflagen mit keimdichten Oberflächen wie Hydrocoll oder Hydrosorb gute Dienste.

In dem Bemühen, den Aufbau des Granulationsgewebes bis zur Spontanepithelisierung zu beschleunigen, wird in der Praxis eine Vielzahl verschiedenster Substanzen zur Granulationsförderung eingesetzt. In klinischen Versuchen wurde allerdings für die meisten dieser Substanzen bisher keine eindeutig granulationsfördernde Wirkung festgestellt. Als wundheilungsfördernde Externa werden u. a. Elektrolytlösungen, Dexpanthenol, Tetrachlordecaoxid, Zink und Zucker diskutiert. Insbesondere können durch Ringerlösung essenzielle Elektrolyte wie Natrium-, Kalium- und Calcium-Ionen zugeführt werden.

Die Epithelisierungsphase

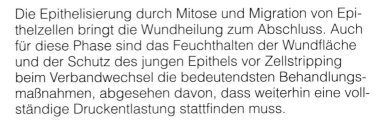

Die Epithelisierung durch Mitose und Migration von Epithelzellen bringt die Wundheilung zum Abschluss. Auch für diese Phase sind das Feuchthalten der Wundfläche und der Schutz des jungen Epithels vor Zellstripping beim Verbandwechsel die bedeutendsten Behandlungsmaßnahmen, abgesehen davon, dass weiterhin eine vollständige Druckentlastung stattfinden muss.

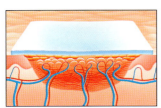

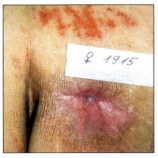

Allerdings epithelisieren gerade Dekubitalulcera in der Regel schlecht. Wie Seiler et al. 1989 nachweisen konnten, zeigen Epithelzellen am unmittelbaren Ulcusrand eine stark eingeschränkte Migration. Die Auswachsrate betrug lediglich 2-7%, gesunde Haut zeigte dagegen in der Kontrolle eine Auswachsrate von ca. 80%. Gegebenenfalls ist deshalb vor allem bei großflächigen Ulcerationen ein Wundverschluss durch Spalthauttransplantation oder Reverdin-Plastik in Erwägung zu ziehen.

Zunehmende Wundkontraktion sowie die vom Wundrand einsetzende Epithelisierung durch Zellteilung und -wanderung von Epidermiszellen bringen die Wundheilung zum Abschluss. Ein feuchtes Wundmilieu ist auch in dieser Phase förderlich.

Bei den langen chronischen Heilungsverläufen von Dekubiti ist auch die Konstellation nicht selten, dass die Wundränder epithelisieren und sich nach innen einstülpen. Da dann vom Wundrand aus keine weitere Epithelisierung mehr stattfinden kann, ist ein Anfrischen der Wundränder mit dem Skalpell oder einer scharfen Schere angezeigt.

Hydroaktive Wundauflagen für die phasengerechte, feuchte Wundbehandlung

Die Vorteile der feuchten Wundbehandlung sind bekannt: Feuchte Wundverbände erbringen eine gute Wundreinigung, fördern die Zellproliferation und damit die Ausbildung von Granulationsgewebe und verbessern die Bedingungen für Mitose und Migration von Epithelzellen. Allgemein geben Patienten häufig eine Schmerzlinderung durch die feuchte Wundbehandlung an. Da moderne Wundauflagen über atraumatische Eigenschaften verfügen, ermöglichen sie zudem einen für den Patienten schmerzfreien wie auch atraumatischen Verbandwechsel. Das bedeutet, dass ein wundheilungsstörendes „Zellstripping" beim Verbandwechsel vermieden wird – die für die Heilung so wichtige Wundruhe bleibt erhalten.

Der Erfolg der feuchten Wundbehandlung ist jedoch an eine entscheidende Voraussetzung gebunden: Die Wunde muss permanent in einem ausgewogenen Maße feucht gehalten werden. Trocknet sie zwischendurch aus, gehen Zellen zugrunde, neue Nekrosen entstehen und können im ungünstigsten Fall sogar zur Vertiefung der Wunde führen.

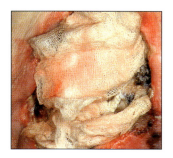

Die einfachste Form des feuchten Wundverbandes stellen angefeuchtete Mullkompressen dar. Sie ist allerdings auch die problembeladenste, denn die Kompressen trocknen rasch aus und verkleben dann mit der Wunde. Beim Verbandwechsel werden neu gebildete Zellen mit der Kompresse weggerissen, wobei auch ein vorheriges Befeuchten des eingetrockneten Verbandes die Zellen nicht wieder belebt. Ein permanentes Feuchthalten der Kompressen ist zudem zeitaufwendig und bedarf eines häufigen Verbandwechsels, was insbesondere im ambulanten Bereich schwer zu realisieren ist.

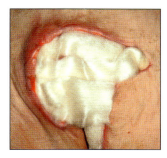

Einen wesentlichen Fortschritt stellen hingegen hydroaktive Wundauflagen wie das Wundkissen TenderWet 24/ TenderWet, die Calciumalginat-Kompresse Sorbalgon, der Hydrokolloidverband Hydrocoll sowie der Hydrogelverband Hydrosorb dar. Mit ihrer Hilfe kann die Wunde problemlos feucht gehalten werden. Darüber hinaus ist durch differenzierte Wirkungsprinzipien sichergestellt, dass gezielt den Erfordernissen der unterschiedlichsten Wundzustände Rechnung getragen werden kann.

Mullverbandstoffe verkleben mit der Wunde (oben), beim Verbandwechsel wird neu gebildetes Gewebe mit abgerissen. Diese Wundheilungsstörung lässt sich durch die Verwendung atraumatischer Wundauflagen, wie beispielsweise Gel bildender Calciumalginat-Kompressen (unten), problemlos vermeiden.

31

TenderWet 24 / TenderWet – Wundkissen mit „Spülwirkung"

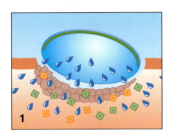

TenderWet 24 und TenderWet sind äußerst effiziente Wundauflagen zur Behandlung chronischer, infizierter und nicht infizierter Wunden während der Reinigungsphase und zu Beginn der Granulationsphase. Grundlage der hohen Effizienz ist ein spezielles Wirkungsprinzip, das eine kontinuierliche „Spülung" der Wunde ermöglicht.

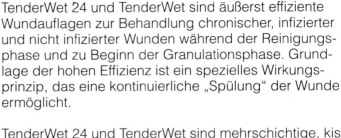

TenderWet 24 und TenderWet sind mehrschichtige, kissenförmige Wundauflagen, die als zentralen Bestandteil ihres Saug-Spülkörpers superabsorbierendes Polyacrylat enthalten. Der Superabsorber wird vor der Anwendung mit einer entsprechenden Menge Ringerlösung aktiviert, die dann über 24 bzw. 12 Stunden lang kontinuierlich an die Wunde abgegeben wird. Durch die permanente Zufuhr von Ringerlösung werden Nekrosen aktiv aufgeweicht und abgelöst (1).

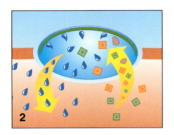

Das Wirkungsprinzip von TenderWet 24 und TenderWet gewährleistet eine kontinuierliche „Spülung" der Wunde über 24 bzw. 12 Stunden.

Gleichzeitig wird aber auch keimbelastetes Wundexsudat zuverlässig in den Saugkörper aufgenommen und gebunden. Dieser Austausch funktioniert, weil der Supersaugstoff eine höhere Affinität für proteinhaltiges Wundexsudat als für salzhaltige Lösungen (Ringerlösung) besitzt und das Wundexsudat die Ringerlösung aus dem Wundkissen verdrängt (2). TenderWet erneuert so den Film von Ringerlösung über Stunden und absorbiert gleichzeitig Keime, frei werdenden Detritus und Toxine. Die Wunde wird „gespült" und schnell gereinigt.

Sobald das Wundgebiet sauber ist, kann durch die Einwanderung von Zellen und Regeneration von Gefäßen Granulationsgewebe aufgebaut werden (3). Die Feuchtigkeit sowie die in der Ringerlösung enthaltenen Elektrolyte wie Natrium, Kalium und Calcium tragen dabei zur Zellproliferation bei. TenderWet hat keine Kontraindikationen und kann auch bei infizierten Wunden angewendet werden. In Einzelfällen kommt es bei der Initialreinigung mit TenderWet zu einer scheinbaren Vergrößerung der Wunde. Dies bedeutet, dass mit dieser Methode auch devitalisiertes Gewebe, das als solches nicht erkennbar war, beseitigt wurde.

Wieviel Ringerlösung zur Aktivierung von TenderWet erforderlich ist, hängt von der Kompressengröße ab. Zur problemlosen Aktivierung von TenderWet 24 bzw. Tender-

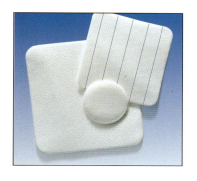
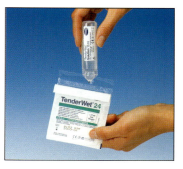

Wet steht außerdem TenderWet Solution in gebrauchsgerechten Ampullengrößen zur Verfügung. Die Zusammensetzung der sterilen, pyrogenfreien und isotonen Solution entspricht der einer Ringerlösung.

Bei tiefen Wundverhältnissen ist TenderWet locker einzutamponieren, um den für den Flüssigkeitsaustausch erforderlichen direkten Wundkontakt sicherzustellen. Die physikalischen Eigenschaften des Superabsorbers in Verbindung mit dem äußeren Hüllgestrick des Wundkissens verleihen TenderWet dabei die notwendigen Tamponadeeigenschaften. Der Verbandwechsel erfolgt in der Regel alle 12 Stunden.

TenderWet 24, das als Schutz gegen ein Durchnässen mit einer feuchtigkeitsabweisenden Schicht im Inneren der Kompresse ausgestattet ist, eignet sich zur Versorgung flächiger Wunden, wobei die Kompressen je nach Wundgröße leicht überlappend aufzulegen sind und am besten mit einem Fixiervlies wie Omnifix elastic abgedeckt werden. Das Verbandwechselintervall kann bei TenderWet 24 auf 24 Stunden ausgedehnt werden.

Handelsformen

TenderWet 24
Ø 4 cm, Ø 5,5 cm,
7,5 x 7,5 cm, 10 x 10 cm

TenderWet
Ø 4 cm, Ø 5,5 cm,
7,5 x 7,5 cm, 10 x 10 cm

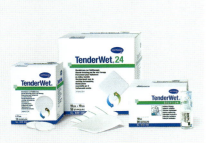

TenderWet Solution in gebrauchsfertigen Ampullen zu 10, 15 und 30 ml

TenderWet Duo: Set aus 8 x TenderWet 24 plus portionierter TenderWet Solution

Behandlung eines Fersendeku-
bitus mit TenderWet (Dokumen-
tation von Antje Wagner, Lein-
felden-Echterdingen):
Patientin, 84 Jahre, koronare
Herzkrankheit, arterielle Ver-
schlusskrankheit, zunehmende
Demenz; Dekubitus an der
linke Ferse.

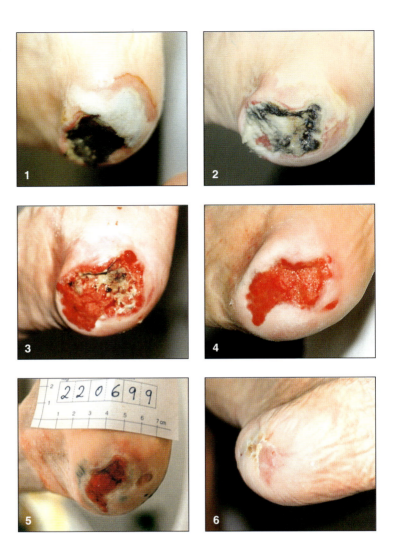

Beginn der TenderWet-Behandlung am 23.4.99, die Fersennekrose reicht
bis fast auf den Knochen (Abb. 1). Um ein ständiges Scheuern der Patien-
tin auf der Matratze zu verhindern und die Ferse druckfrei zu lagern, wird
das linke Bein auf eine Unterschenkellagerungsschiene gebunden. Zur
Unterstützung der Wundheilung erhält die Patientin eiweißreiche Nahrung
und zusätzlich täglich einen Becher Palenum bzw. Protein 888.

Bis zum 7.5. beginnt sich das nekrotische Gewebe an der Ferse langsam
abzulösen (Abb. 2). Die Behandlung mit TenderWet wird fortgesetzt,
und am 22.5. sind die nekrotischen Beläge fast vollständig abgelöst. Die
Wunde ist gut durchblutet, partiell bildet sich bereits Granulationsgewebe
(Abb. 3). Unter konsequenter Fortsetzung dieser Behandlung ist der Fer-
sendekubitus bis zum 11.6. komplett sauber (Abb. 4). Bis zum 22.6. ist die
Wunde deutlich flacher und wirkt gut durchblutet (Abb. 5). Ohne Änderung
und Rückschläge wird die Behandlung bis zur vollständigen Abheilung
(Abb. 6, Foto vom 14.8.) fortgesetzt.

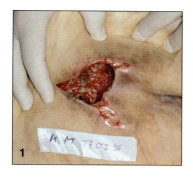
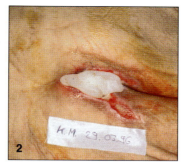

Behandlung eines Dekubitus im Steißbeinbereich mit TenderWet (Dokumentation von Eduard Rath, Bernried): Patientin, 84 Jahre, Diabetes mellitus, kompensierte Herzinsuffizienz, schlechter Allgemeinzustand, Dekubitus im Steißbeinbereich, Z. n. Schenkelhalsfraktur beidseits.

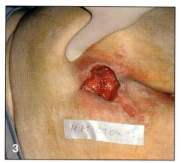
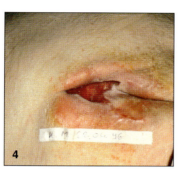

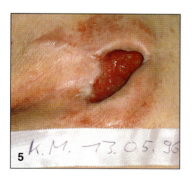
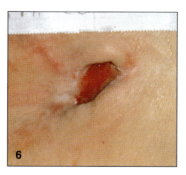

Bei der Aufnahme am 18.3.96 ist der Dekubitus nekrotisch und eitrig mit manifestem Anaerobier-Infekt, am 19.3. erfolgt ein chirurgisches Débridement, bei der anschließenden Wundversorgung kommen teilweise Betaisodona bzw. Rivanol zur Anwendung.

Am 27.3. wird eine Umstellung der Wundbehandlung auf TenderWet vorgenommen (Abb.1), wobei TenderWet statt mit Ringerlösung mit einem Antiseptikum aktiviert und locker eintamponiert wird (Abb. 2). Am 9.4. ist die Wunde unter dieser Behandlung frei von eitrigem Sekret, es zeigt sich sauberes Granulationsgewebe (Abb. 3). TenderWet wird zur weiteren Behandlung wieder mit Ringerlösung getränkt, der Aufbau von Granulationsgewebe kommt voran. Ca. drei bzw. fünf Wochen später sind die oberflächlich geschädigten Wundanteile gut epithelisiert (Abb. 4 und 5). Die Behandlung mit TenderWet wird bis zum 19.6. fortgesetzt, dann erfolgt eine Umstellung auf den Hydrokolloidverband Hydrocoll, weil TenderWet aufgrund der verkleinerten Wundfläche nicht mehr so gut angepasst werden kann. Letzte Bilddokumentation am 26.6., Wundgröße 1,5x3 cm (Abb. 6). Entlassung der Patientin am 1.7.

Sorbalgon – tamponierbare Calciumalginat-Kompressen

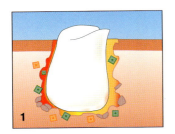

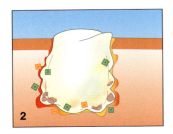

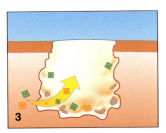

Das Wirkungsprinzip von Sorbalgon sorgt bis in tiefste Wundbereiche für eine effiziente Keimreduzierung.

Sorbalgon ist die ideale Wundauflage zur Reinigung und zum Granulationsaufbau bei zerklüfteten, tieferen Wunden. Denn Sorbalgon ist ausgezeichnet tamponierbar und sorgt somit auch in der Tiefe der Wunden für eine wirkungsvolle Reinigung und Konditionierung der Wunden. Durch seine hämostyptischen Eigenschaften ist Sorbalgon insbesondere auch zur Versorgung von Wundflächen nach einem chirurgischen Débridement geeignet.

Sorbalgon ist eine locker gelegte Kompresse aus hochwertigen Calciumalginat-Fasern, die trocken in die Wunde eintamponiert wird (1). Bei Kontakt mit Natriumsalzen, wie sie beispielsweise in Blut und im Wundsekret vorhanden sind, quellen die Fasern und wandeln sich in ein feuchtes, saugfähiges Gel um, das die Wunde ausfüllt (2). Durch die enge Adaption von Sorbalgon an die Wundflächen werden Keime auch in der Tiefe aufgenommen und sicher in der Gelstruktur eingeschlossen (3). Dies führt zu einer effizienten Keimreduzierung und hilft, eine Rekontamination zu vermeiden. Wunden werden rasch gereinigt, sodass sich Sorbalgon insbesondere bei der Behandlung chronischer und infizierter Wunden bewährt.

Die gelartige Konsistenz von Sorbalgon wirkt zudem wie ein feuchter Verband, der ein Austrocknen der Wunde verhindert. Es entsteht ein für die Wundheilung günstiges Mikroklima, das die Bildung von Granulationsgewebe fördert und die Wundflächen geschmeidig hält.

Durch die Gelbildung verklebt Sorbalgon nicht mit der Wunde, der Verbandwechsel verläuft schmerzarm. Allerdings setzt die vollständige Umwandlung der Calciumalginat-Fasern in ein Gel ausreichend Sekretion voraus.

Sorbalgon ist ausgezeichnet tamponierbar und sorgt damit auch bei tieferen Wunden für eine wirkungsvolle Reinigung und Konditionierung. Sorbalgon steht als Kompresse und Tamponadestreifen zur Verfügung.

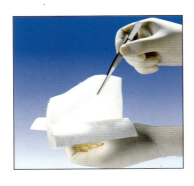

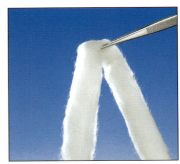

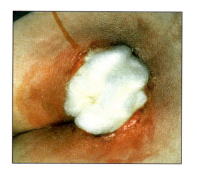
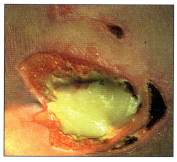

Locker eintamponierte Sorbalgon-Kompressen (links) und ihre Umwandlung durch Sekretaufnahme in eine gelartige Struktur (rechts).

Falls also zerklüftete Wunden mit geringer Sekretion versorgt werden müssen, ist Sorbalgon mit Ringerlösung zu befeuchten. Eventuell in der Wunde verbleibende Fasern lassen sich mit Ringerlösung ausspülen, ansonsten wird das zu einem Gel umgewandelte Sorbalgon mit einer Pinzette aus der Wunde entfernt.

Ist bei infizierten Wunden eine Behandlung mit Antiseptika erforderlich, kann Sorbalgon als Trägermedium eingesetzt werden, da die Kompressen durch das Anfeuchten mit einem Desinfektionsmittel nichts von ihrer Quell- und Saugfähigkeit verlieren. Durch die ausgezeichnete Tamponierbarkeit von Sorbalgon lassen sich die Desinfektionsmittel zudem bis in tiefste, zerklüftete Wundbereiche einbringen.

Die Häufigkeit des Verbandwechsels ergibt sich aus der individuellen Wundsituation. In der Phase der Wundreinigung kann je nach dem Ausmaß der Exsudation ein 1- bis 2-maliger Verbandwechsel erforderlich werden. Später, mit einsetzender Granulationsbildung, kann ein Verbandwechsel alle zwei bis drei Tage ausreichend sein. Sorbalgon wird in zwei Größen als quadratische Kompressen angeboten; als Tamponadestreifen, speziell für voluminösere Wunden, steht Sorbalgon T zur Verfügung.

Handelsformen

Sorbalgon
5x5 cm, 10x10 cm
und 10x20 cm

Sorbalgon T
Tamponadestreifen
1 g/30 cm
und 2 g/30 cm

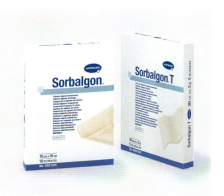

*Behandlung eines Dekubitus
im Sakralbereich, Stadium III,
mit Sorbalgon (Dokumen-
tation von Friedhelm Lang,
Leonberg):
Patientin, 76 Jahre, Einweisung
zur stationären Behandlung
aus einem Pflegeheim.*

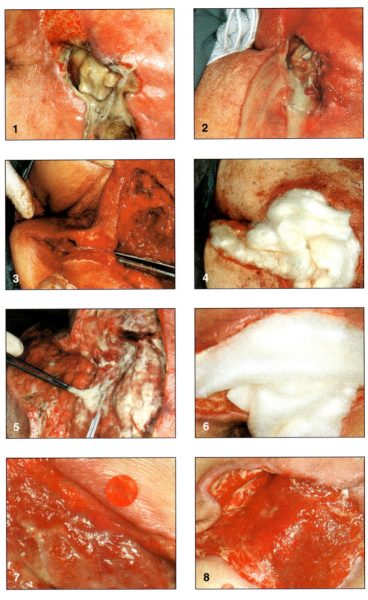

*Aufnahmebefund (Abb. 1), der Dekubitus wird chirurgisch débridiert. Es
entleert sich reichlich Pus (Abb. 2), außerdem muss ein Fistelgang gespal-
ten werden (Abb. 3). Noch im OP wird die Wunde mit Sorbalgon austamponiert (Abb. 4).*

*Beim ersten Verbandwechsel werden kleinere Restnekrosen mit dem
Skalpell entfernt (Abb. 5). Die Wunde wird weiterhin mit Sorbalgon locker
austamponiert (Abb. 6), und am 11. Tag nach dem Débridement zeigt
sich der Defekt gut durchblutet (Abb. 7). Weitere vier Wochen danach hat
sich reichlich Granulationsgewebe ausgebildet, die Wunde ist sauber und
infektfrei (Abb. 8). Mit diesem Wundstatus wird die Patientin in das einwei-
sende Pflegeheim zurückverlegt.*

Hydrocoll – saugfähiger Hydrokolloidverband

Hydrocoll ist ein selbsthaftender, saugfähiger Hydrokolloid-Verband zur Reinigung und Konditionierung nicht infizierter Wunden.

Der Begriff „Kolloid" stammt aus dem Griechischen und bedeutet einen Stoff, der in feinster Verteilung in eine Matrix integriert ist. Dementsprechend besteht Hydrocoll aus saug- und quellfähigen Hydrokolloiden, die in ein selbsthaftendes Elastomer eingebracht sind, wobei eine semipermeable Folie zusätzlich als keim- und wasserdichte Deckschicht fungiert. Bei Aufnahme von Wundsekret durch die hydrokolloiden Anteile des Verbandes quellen diese auf und gehen in ein Gel über, das in die Wunde expandiert und sie feucht hält (1). Das Gel ist dabei so lange saugfähig, bis die Hydrokolloide gesättigt sind. Die Sättigung der Hydrokolloide zeigt sich an einer blasenförmigen Ausformung des Verbandes (2), dann ist Hydrocoll zu wechseln.

Durch die Haftkraft des Elastomers kann Hydrocoll ähnlich wie ein Pflaster auf die Wunde aufgelegt werden. Mit der Gelbildung verschwindet dann im Bereich der Wundfläche die Haftkraft, sodass Hydrocoll wundschonend nur noch auf der intakten Wundrandumgebung fixiert ist. Bei der Verbandabnahme verbleibt zudem eine schützende Gelschicht auf der Wunde (3), wodurch ein atraumatischer Verbandwechsel sichergestellt ist. Die verbliebene Gelschicht wird beim Verbandwechsel mit Ringerlösung ausgespült. Sie hat eine eiterähnliche Konsistenz, darf aber nicht mit Eiter verwechselt werden.

Durch die Verwendung besonders hydroaktiver Kolloide hat Hydrocoll ein gutes Ansaugvermögen und eignet sich somit auch für Wunden mit stärkerer Sekretion.

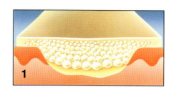

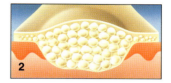

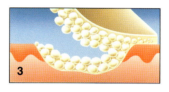

Das Wirkungsprinzip von Hydrocoll führt zu einer guten Wundreinigung und fördert den Aufbau von Granulationsgewebe.

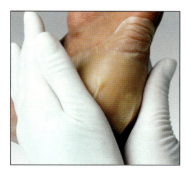

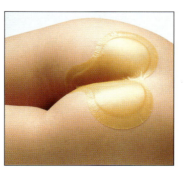

Für die Versorgung von Fersen- und Sakraldekubiti steht Hydrocoll in speziell ausgeformten Zuschnitten zur Verfügung, sodass eine problemlose und sichere Applikation gewährleistet ist.

Überschüssiges, keimbelastetes Sekret wird mit dem Quellvorgang rasch in die Gelstruktur aufgenommen und sicher eingeschlossen. Damit verbessert sich gleichzeitig die Mikrozirkulation im Wundgebiet, wodurch insbesondere bei chronischen Wundverhältnissen mit stagnierender Reinigungsphase die körpereigenen Reinigungsmechanismen wieder aktiviert werden.

In der Granulationsphase stimuliert das feuchte Wundmilieu unter Hydrocoll vor allem die Tätigkeit der Fibroblasten, die maßgeblich den Gewebeaufbau initiieren. In der Epithelisierungsphase werden Zellteilung und Zellwanderung der Epithelien unterstützt. Falls keine Komplikationen auftreten, kann Hydrocoll in dieser Phase bis zur abgeschlossenen Epithelisierung für mehrere Tage auf der Wunde verbleiben. Für die Versorgung von Ulcera in der Epithelisierungsphase eignet sich besonders Hydrocoll thin.

Die keim- und wasserdichte Deckschicht wirkt als zuverlässige Barriere gegen Keime und schützt die Wunde vor Schmutz und Feuchtigkeit. Mobile Patienten können mit dem Verband duschen.

Handelsformen

Hydrocoll
10x10 cm, 15x15 cm, 20x20 cm

Hydrocoll sacral
15x18 cm

Hydrocoll concave
6x14 cm

Hydrocoll thin
10x10 cm, 15x15 cm

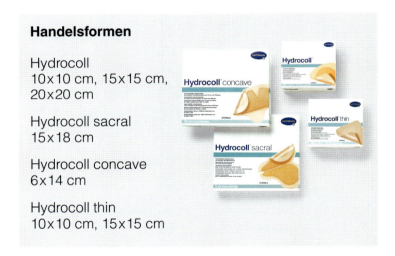

Hydrosorb – transparenter Hydrogelverband

Hydrosorb eignet sich bestens dazu, Granulationsgewebe und junges Epithel feucht zu halten und zu schützen und ist damit die optimale Wundauflage zur phasengerechten Weiterbehandlung im Anschluss an eine TenderWet-, Sorbalgon- oder Hydrocoll-Therapie.

Hydrosorb ist ein bereits fertiges Gel aus saugfähigen Polyurethan-Polymeren, in die ein hoher Wasseranteil von 60% eingelagert ist. Damit führt Hydrosorb der Wunde von Anfang an selbsttätig über mehrere Tage Feuchtigkeit zu (1). Gleichzeitig nimmt Hydrosorb überschüssiges Sekret auf, das in der Gelstruktur eingeschlossen wird. Dieser Austausch sichert das für die Wundheilung optimale Feuchtigkeitsniveau und beschleunigt so Granulationsbildung und Epithelisierung (2). Die keim- und wasserdichte Oberfläche von Hydrosorb bietet zudem sicheren Schutz vor Sekundärinfektionen.

Hydrosorb verklebt nicht mit der Wunde und lässt sich auch nach längerer Verweildauer auf der Wunde ohne die Gefahr von Wundirritationen entfernen. Im Gegensatz zu Hydrokolloiden kann Hydrosorb als vollständiger Verband abgenommen werden, da sich die Gelstruktur durch aufgenommenes Wundsekret nicht auflöst. Auf der Wunde verbleiben keine Rückstände, der Wundzustand ist ohne vorherige Spülung sicher zu beurteilen.

Besonders vorteilhaft in der Praxis ist zudem die Transparenz von Hydrosorb, die auch bei längeren Liegezeiten erhalten bleibt. Sie ermöglicht zu jeder Zeit ohne Verbandwechsel die Inspektion der Wunde. Dies gewährleistet die für die Heilung so wichtige Wundruhe sowie eine hohe Wirtschaftlichkeit durch verlängerte Verbandwechselintervalle.

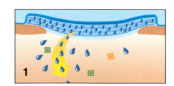

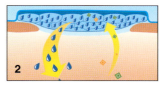

Das Wirkungsprinzip von Hydrosorb sichert ein ausgewogen feuchtes Wundmilieu für eine beschleunigte Granulationsbildung und Epithelisierung.

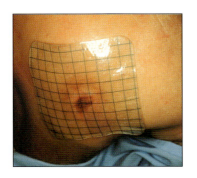

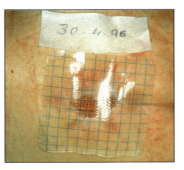

Die Transparenz von Hydrosorb ist wichtig für die wirtschaftliche Anwendung. Die Wunde kann durch den Verband hindurch jederzeit beobachtet werden, sodass Hydrosorb über Tage auf der Wunde verbleiben kann, Verbandwechsel werden eingespart.

Beispiel einer Hydrosorb comfort Anwendung (Dokumentation Friedhelm Lang, Leonberg):

88-jähriger Patient mit Fersendekubitus. Zustand des Dekubitus bei Beginn der Behandlung ausschließlich mit Hydrosorb comfort am 10.8.1998 (Abb. 1). Nach 10 Tagen Behandlung frisch-rote Granulation mit beginnender Epithelisierung (Abb. 2-4). Die Entlassung erfolgte nach 16 Tagen.

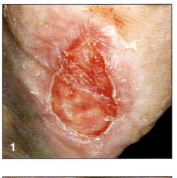

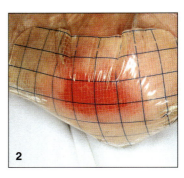

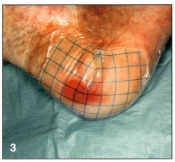

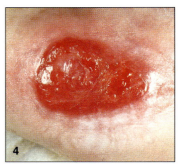

Hydrosorb steht in zwei Ausführungen als Hydrosorb und Hydrosorb comfort zur Verfügung. Beide Hydrogele verfügen über dasselbe physikalische Wirkungsprinzip, unterscheiden sich jedoch in ihrer Fixiermöglichkeit. Hydrosorb wird in der Regel mit einem Fixierverband, Fixierpflastern oder mit dem Kompressionsverband befestigt. Hydrosorb comfort dagegen ist zur sicheren, keimdichten Fixierung bereits mit einer umlaufenden, hypoallergenen Klebefolie ausgestattet. Zusammen mit der keim- und wasserdichten Oberfläche von Hydrosorb comfort vereinfacht dies vor allem die tägliche Hygiene.

Handelsformen

Hydrosorb
5x7,5 cm,
10x10 cm, 20x20 cm

Hydrosorb comfort
4,5x6,5 cm, 7,5x10 cm,
12,5x12,5 cm,
21,5x24 cm

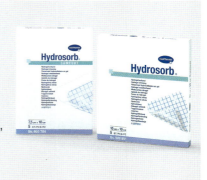

Pflegerische Maßnahmen zur Dekubitusprophylaxe

Die Maßnahmen für eine wirksame Dekubitusprophylaxe lassen sich in fünf wesentlichen Punkten darstellen:

Dekubitusgefahr erkennen!
Als einfache Regel kann gelten: Je bewegungsunfähiger ein Mensch ist, desto größer ist die Dekubitusgefahr. Sind zudem weitere Risikofaktoren wie Fieber, Inkontinenz oder ein schlechter Allgemeinzustand ersichtlich, ist höchste Wachsamkeit erforderlich. Im Pflegealltag hat sich die Einschätzung des Dekubitusrisikos nach der erweiterten Norton-Skala als zuverlässig erwiesen (siehe dazu auch Seite 13).

Haut beobachten!
Die Haut des Patienten ist mindestens einmal täglich auf Anzeichen für eine beginnende Druckbelastung zu inspizieren. Erste Anzeichen sind weiße bzw. rote, scharf begrenzte Hautstellen (siehe dazu Seite 12). Besonders sorgfältig sind die klassischen Dekubituslokalisationen wie Sakralbereich, Trochanter und Fersen zu kontrollieren. Bei ersten Anzeichen muss sofort mit der Druckentlastung begonnen werden.

Druckentlastend lagern!
Zur Verhütung von Dekubitus gibt es nur eine einzige wirksame Maßnahme: Die Druckeinwirkung muss ausgeschaltet werden. Dies kann durch Umlagern, Weichlagern oder Freilagern geschehen, wobei die einzelnen Maßnahmen miteinander kombiniert werden können, um größtmögliche Sicherheit zu erhalten.

Das *Umlagern* ersetzt praktisch die fehlende oder mangelhafte Körperbewegung. Umgelagert wird normalerweise in einem Rhythmus von zwei Stunden. Bei hoher Gefährdung kann es aber auch notwendig werden, den Zeitabstand zu verkürzen. Umgekehrt besteht bei geringerem Dekubitusrisiko die Möglichkeit, mit einer zusätzlichen, extremen Weichlagerung das Umlagerungsintervall zu verlängern.

Als risikoärmste Lagerung wird heute bevorzugt die 30°-Schräglagerung, abwechselnd links und rechts angewandt (siehe dazu auch Seite 22). Dagegen gilt die 90°-Seitenlagerung als obsolet, weil dabei ein Hauptteil des Körpergewichtes auf dem Trochanter liegt.

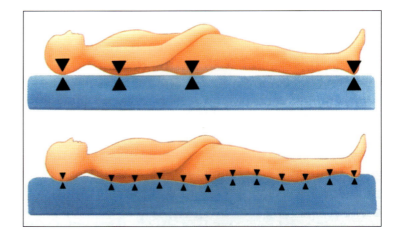

Weichlagern erfolgt mit Hilfe von Spezialmatratzen, Auflagen und Kissen, in die der Patient gut einsinken kann. Dadurch wird der Auflagedruck des Körpers flächiger verteilt und eine Druckentlastung herbeigeführt. Beim Freilagern werden besonders gefährdete Körperstellen, wie z. B. die Fersen, frei schwebend gelagert und damit gänzlich vom Druck befreit. Auch für die Freilagerung gibt es sicher zu handhabende Lagerungshilfen.

Patienten mobilisieren!
Immobilität ist der größte Risikofaktor. Deshalb sollte alles versucht werden, um den Patienten so schnell wie möglich zu mobilisieren bzw. ihm seine eventuell vorhandene Restmobilität zu erhalten, so z. B. durch Aufsetzen, passive und aktive Bewegungsübungen im Bett usw. Beim schwerkranken bzw. beim absolut bewegungsunfähigen Patienten stellt das zweistündliche Umlagern eine Form der Mobilisation dar.

Hautpflege intensivieren!
Eine gesunde Haut ist gegen Druckbelastungen widerstandsfähiger als eine vorgeschädigte, weshalb sie insbesondere an den klassischen Dekubitusstellen intensiv zu pflegen ist. Vor allem altersbedingt trockene Haut darf beim Waschen nicht weiter ausgetrocknet werden und ist mit Reinigungs- und Pflegepräparaten mit stark rückfettenden Zusätzen zu schützen. Zur Durchblutungsförderung der gesunden Haut können leichte Massagen und Einreibungen angewendet werden, ein Eisen und Föhnen der Haut sollte jedoch unterbleiben. Bei Verwendung alkoholhaltiger Einreibelösungen ist die Haut unbedingt nachzufetten, um ein Austrocknen zu vermeiden. Mazerationen der Haut durch Inkontinenz kann durch adäquate Inkontinenzprodukte sowie eine sorgfältige Hautpflege vorgebeugt werden.

Ergänzende Hilfsmittel für Behandlung und Pflege

Hilfsmittel für den Verbandwechsel

Um den Verbandwechsel sicherer und einfacher im Ablauf zu gestalten, stehen eine Vielzahl praktischer Hilfsmittel zur Verfügung: Einmalhandschuhe in verschiedenen Qualitäten entsprechend den unterschiedlichen Anforderungen bei der Wundbehandlung, steril und unsteril, Wattestäbchen, Pinzetten, Abwurfbeutel für kontaminiertes Material, Abdecktücher zur Schaffung steriler Arbeitsflächen, Mund- und Nasenschutz usw.

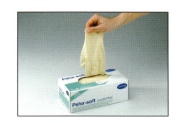

Auch für die Fixierung von Wundauflagen sind eine Reihe indikationsgerechter Fixierhilfen erhältlich: Das Fixiervlies Omnifix elastic ist beispielsweise ideal für eine vollflächige Abdeckung. Der transparente und keimdichte Folienverband Hydrofilm eignet sich dagegen sehr gut zur vollflächigen Abdeckung von Wunden in keimbelasteten Zonen, wie z. B. im Sakralbereich, und bietet sicheren Schutz vor Sekundärinfektionen. Die kohäsive elastische Fixierbinde Peha-haft ist unentbehrlich bei der Fixierung z. B. von TenderWet an den Fersen. Peha-haft ist selbst an diesem schwierig zu verbindenden Körperteil einfach anzulegen und rutscht aufgrund der kohäsiven Ausrüstung nicht. Sind Fixierpflaster erforderlich, stehen auch hier mit Omniplast, Omnisilk, Omnimed und Omnipor indikationsgerechte, hautfreundliche Pflaster zur Verfügung.

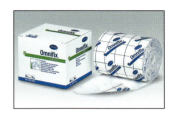

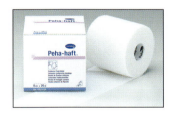

Menalind professional – Pflege und Schutz für die Haut

Die Bedeutung einer intensiven Hautpflege für die Gesunderhaltung gerade der älteren Haut kann nie genug betont werden. Hierbei bieten die Menalind Reinigungs-, Pflege- und Schutzprodukte eine zuverlässige Versorgung, weil alle Produkte speziell auf die Bedürfnisse der älteren Haut abgestimmt sind. Die Menalind-Inhaltsstoffe wie rückfettende Substanzen, D-Panthenol und Wirkstoffe der Kamille unterstützen die Regeneration der Haut und fördern ihre Gesunderhaltung. Alle Produkte sind klinisch geprüft.

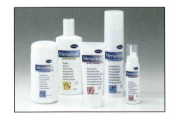

Menalind professional umfasst Dusch- und Waschlotion, Pflegeshampoo, Reinigungsschaum zur besonders schonenden Reinigung z. B. bei Stuhlinkontinenz, Feuchtpflegetücher, Pflegebad, Öl-Hautschutzbad, Körperlotion, Handcreme, Hautfluid-Gel, Hautschutzcreme, Öl-Hautschutzspray sowie einen Haut-Protector.

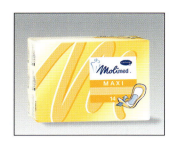

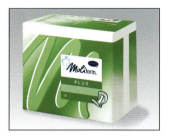

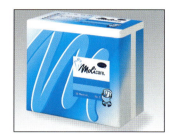

Das HARTMANN Inco-System hilft, Hautschäden zu vermeiden

Harninkontinenz ist aus vielerlei Gründen eine schwere Belastung für die Haut und wird somit zu einem Risikofaktor bei der Dekubitusentstehung. Feuchtigkeit und die aggressiven Zersetzungsprodukte des Urins reizen die Haut und weichen sie auf. Der pH-Wert wird immer alkalischer, wodurch sich die Durchlässigkeit der Haut für wasserlösliche Substanzen weiter erhöht, die bakterielle Belastung steigt. Wichtiges Ziel einer guten Inkontinenzversorgung ist es deshalb auch, diesen Hautschäden vorzubeugen. Dazu muss die Haut möglichst trocken gehalten werden, was nur durch qualitativ hochwertige Inkontinenzprodukte gewährleistet werden kann.

Alle Inkontinenzprodukte von HARTMANN bieten durch ihre Materialkomponenten und Produktkonstruktion hierbei größtmögliche Sicherheit: Eine Ultra-Saugschicht nimmt Flüssigkeit schnell auf und bindet sie zuverlässig im Saugkörper; Saugkörperabdeckungen aus speziellen Trockenvliesen schützen vor Rücknässung und halten die Haut trockener.

Das HARTMANN Inco-System umfasst Produkte für alle Schweregrade der Inkontinenz, um in jedem Fall eine patientenindividuelle und wirtschaftliche Versorgung zu sichern: Molimed M Inkontinenz-Einlage für Männer, Molimed Comfort-Einlage für leichte Inkontinenz, Moliform Inkontinenz-Einlage für leichte, mittlere, schwere und schwerste Inkontinenz, Molicare Inkontinenz-Slip für schwere und schwerste Inkontinenz, Molicare mobile Inkontinenz-Hose für schwere Inkontinenz.

Literatur

Bienstein, Ch., Schröder, G., Braun, M., Neander, K.-D. (Hrsg.): Dekubitus, Deutscher Berufsverband für Pflegeberufe e. V., Frankfurt/Main, Georg Thieme Verlag, Stuttgart/New York,1997

Ellermann, J.: Leitfaden zur Behandlung von Dekubitalulcera, in HARTMANN WundForum 4/1995

Lang, F., Röthel, H.: Das Dekubitalulcus – Ursachen, Prophylaxe und Behandlung, in HARTMANN WundForum 2/1999

Seiler, W. O., Stähelin, H. B.: Dekubitus, in Sedlarik, K. M. (Hrsg.): Wundheilung, Gustav Fischer Verlag, Jena/Stuttgart, 1993

Seiler, W. O., Seiler, D. W.: Katabolismus: Hauptstörfaktor der Wundheilung im Alter, in HARTMANN WundForum 1/2001